# 医学信息检索

主　编　谢志耘
编　者　（以姓名笔画排序）
　　　　刘春艳　北京大学
　　　　李春英　北京大学
　　　　张巍巍　北京大学
　　　　高　琴　北京大学
　　　　谢志耘　北京大学

U0248264

国家开放大学出版社·北京

**图书在版编目（CIP）数据**

医学信息检索/谢志耘主编 . -- 北京：国家开放
大学出版社，2022.6（2024.1 重印）
ISBN 978 - 7 - 304 - 11325 - 4

Ⅰ.①医…　Ⅱ.①谢…　Ⅲ.①医学信息－信息检索－
开放教育－教材　Ⅳ.①R - 058

中国版本图书馆 CIP 数据核字（2022）第 086088 号

医学信息检索
YIXUE XINXI JIANSUO
谢志耘　主编

出版·发行：国家开放大学出版社
电话：营销中心 010 - 68180820　　　　总编室 010 - 68182524
网址：http://www.crtvup.com.cn
地址：北京市海淀区西四环中路45号　　　邮编：100039
经销：新华书店北京发行所

| 策划编辑：王　普 | 版式设计：何智杰 |
|---|---|
| 责任编辑：陈艳宁 | 责任校对：吕昀黪 |
| 责任印制：武　鹏　马　严 | |

印刷：三河市长城印刷有限公司
版本：2022 年 6 月第 1 版　　　　　　2024 年 1 月第 5 次印刷
开本：787mm×1092mm　1/16　　　　印张：10.75　字数：241 千字

书号：ISBN 978 - 7 - 304 - 11325 - 4
定价：24.00 元

# 前　言

　　自 20 世纪 90 年代以来，随着计算机和网络通信技术的迅猛发展，特别是互联网技术在社会经济生活中的广泛应用，人类已经不知不觉地迈入了信息时代。在这个时代，人们深切地感受到：知识就是力量，信息就是财富。信息资源已与物质资源、能源资源一起被全世界公认为人类社会的三大支柱。全球知识经济的快速发展正是一个很好的例证。在这个发展过程中，信息资源发挥了重要的作用：一方面，信息成为知识创新的因素和原动力；另一方面，为了有效获取和利用信息，必须促进信息科技的发展，这又进一步推动了知识经济的加速发展。因此，把握了信息和信息资源，也就把握了现在和未来。

　　1995 年，国家提出实施"科教兴国"的战略，要进行教育创新和改革，核心目标就是要不断造就大批具有丰富创新能力的高素质人才。一个具有创新能力的人才必须具备多种素质，其中信息素养是不可或缺的。所谓信息素养是指使用计算机和信息技术高效获取、正确评价和善于利用信息的能力。在科技高速发展的今天，只有善于获取和利用信息的人，才有可能在前人的基础上进行创新活动。另外，终身学习、能力导向学习和开放学习日渐成为新的教育理念的重要内涵。为满足知识创新和终身学习的需要，发达国家纷纷将信息素养教育作为培养 21 世纪人才的重要内容。

　　"文献检索"课程是信息素养教育的重要组成部分，它通过培养学生的信息意识，教授学生掌握各种类型医学信息检索工具的检索方法和技巧，从而快速、全面、准确地获取所需医学知识和信息，同时能够对获取的文献信息进行整理甄别、管理分析和挖掘利用，最终提高学生的信息素养、自学能力和科研创新能力。本课程的本质是教会学生如何从信息海洋中快速、准确地获取自己需要的信息并加以有效利用的方法学课程，也是培养和提高医学相关人员信息素养、自学能力、终身学习能力、科研能力和创新能力的工具课程。

　　"文献检索"课程和本教材是专为国家开放大学公共事业管理（卫生事业管理方向）专业和护理学专业的学生开设和编写的。课程内容设计原则包括三个方面：

　　（1）在全面介绍医药卫生领域信息资源及其检索利用的基础上，突出和强调卫生事业管理学科和护理学科相关的信息资源。

　　（2）在检索举例中尽可能列举卫生事业管理和护理学科的相关案例。

　　（3）在理论原理学习和案例教学过程中嵌入思想政治教育的内容，培养学生优秀的思想政治品质和素质。

　　本教材的内容结构在设计上充分考虑国家开放大学远程教育的特点以及生源知识结构和层次，尽可能将当前最重要、最常用的医学信息检索工具进行深入浅出的介绍，以使学生能够尽快掌握并学以致用。教材内容强调理论联系实际，具有通俗易懂、文字简明等特点。本教材内容分为八章，包括信息检索基础，图书馆资源与服务，医学文摘数据库检索，医学全文数据库检索，临床决策支持系统检索，医学特种文献检索，互联网免费医学信息检索，医学信息的搜集、管理与利用。其中，前六章内容以纸质形式呈现，后两章为拓展内容，以数字资源的形式呈现给学生。本教材立足于在职人员继续教育的需要，编写力求结构合理、内容丰富、实用性强。根据本课程实践性强的特点，教材中列举了较多的实例，并以图文并茂的方式表达，便于学生自学，也便于读者理解与掌握。

本教材的编者均为北京大学医学部长期从事医学信息检索教学的教师，第一、第二章由谢志耘、高琴编写，第三章由刘春艳编写，第四章由张巍巍编写，第五章由李春英编写，第六章由刘春艳编写，第七章由谢志耘、张巍巍编写，第八章由李春英编写。教材由谢志耘统稿和定稿。

由于编者学识和水平所限，加之时间仓促，教材中难免有不妥之处，祈望各位同行和专家批评指正。

谢志耘

2021 年 10 月

# 目　录

---

\* 此章节为拓展内容，可通过扫描封面二维码进入本书资源包阅读。

# 第一章 信息检索基础

## 学习目标

掌握：信息素养的概念，医学信息检索的概念及原理，检索语言，查全率和查准率的概念，信息检索的基本技术和高级技术，信息检索方法、途径和步骤。

了解：信息素养评价标准、信息素养培养、医学信息的特点、医学信息资源的含义及类型、医学信息检索及医学信息数据库的类型。

目前，人类已经进入信息时代，人们随时随地都在自觉或不自觉地生产、接收、传递、存储和利用信息，人类的生存和发展已离不开信息。随着信息技术的快速发展，信息资源也正呈爆炸式增长，大数据（Big Data）时代也已经来临。在"互联网＋大数据"时代，人们对信息的需求和依赖程度越来越强烈的同时，信息把控能力越来越成为人们的必备能力之一，人们获取、鉴别、挖掘和利用信息的意识与能力比以往任何时期都显得更为重要。

信息素养是全球信息化需要人们具备的一种基本能力。如果说信息是资源宝库，那么，信息素养就是找到这个宝库的必经之路，而信息检索则是打开这个宝库的金钥匙。因此，在现代信息社会中，每个人都需要具备信息素养和信息检索的知识。

## 第一节 信息素养

在信息爆炸的现代信息社会里，信息素养是每一位公民应具备的一种基本能力，也是公民终身学习的核心。大学生作为国家未来发展的有生力量，其信息素养培育更显重要。

### 一、信息素养概述

#### （一）信息素养的概念

信息素养（Information Literacy）这一概念，最早是在 1974 年由美国信息产业协会主席保罗·泽考斯基（Paul Zurkowski）在给美国国家图书馆与信息科学委员会的报告中提出的，他在该报告中将信息素养解释为"利用大量的信息工具及原始信息源使问题得到解答的技术和技能"。这一概念一经提出，便得到了广泛传播和使用。世界各国的研究者们也纷纷对其进行了进一步的探索和研究。由于技术发展和各国历史文化的差异，国内外学者对信息素养的理解不尽相同。不同学者、团体从各自的视角出发，

知识链接

不同学者、团体
对信息素养
的界定

1

对信息素养给出了许多界定。

目前，对信息素养的认识随着时代推移和理论进步还在不断发展演变，虽然对其概念有着多元化的理解，但从根本上讲，信息素养（也可称为信息素质），是一种根据信息环境和发展要求，接受教育和提高修养（提升素养）而逐步形成的对待信息活动的态度以及利用信息去解决问题的能力。

（二）信息素养的内涵

信息素养的内涵是信息素养概念的进一步延伸和细化，代表了信息素养自身的内容结构体系。一般认为，信息素养的内涵包括信息意识、信息知识、信息能力和信息道德4个方面的内容。

1. 信息意识

信息意识即人对信息的敏感程度，是人们在信息活动中产生的对各种信息的自觉心理反应，如对信息的认识、兴趣、动机、需求和理念等。通俗地说，信息意识可体现在：是否认识到信息的价值，是否有信息需求的欲望和积极获取利用信息的态度，是否有敢用和用好现有信息资料的信心，是否能自觉培养和不断提高自己的信息意识，等等。信息意识是整个信息素养的前提。在日常生活中，我们周围处处隐藏着有价值的信息，只要具有较强的信息意识，留心观察，就会有所收获。

2. 信息知识

信息知识是指一切与信息活动有关的基本理论、知识和方法，具体包括信息文化知识、各种计算机知识、网络技术知识、检索方法技巧知识、信息法规知识等。信息知识是整个信息素养的基础。只有具备了一定的信息知识，才能对信息进行有效的收集利用。

3. 信息能力

信息能力，即信息技能，是人们搜集、储存、处理、探索、利用和传递信息的技能。信息能力隐含着对问题的解决能力，无论人们如何研究信息素养，最终的落脚点都应该是使学习者通过利用信息技术提高对问题的解决能力。所以，应将信息能力放在重中之重的位置。信息能力一般包括：

（1）信息工具的使用能力及信息技术的应用能力。

（2）获取和识别信息的能力。

（3）加工和处理信息的能力。

（4）创造、传递新信息的能力。

（5）终身学习的能力。

4. 信息道德

信息道德是指人们在信息活动中应遵循的行为准则和道德规范，如保护知识产权、尊重个人隐私、抵制不良信息等。作为在校学生或学术研究者，在获取和利用信息的过程中，应避免抄袭、剽窃、弄虚作假、一稿多投、不当署名等违背科学精神和道德的各种学术不端行为的发生。

## 二、 信息素养评价标准

信息素养评价标准是准确判断人们信息素养程度与水平的标尺。目前已有许多国家、地区或行业制定了相应的信息素养评价标准。

### （一）国外信息素养评价标准

国外信息素养评价标准较多，其中以美国大学与研究图书馆协会（ACRL）标准、英国国家与大学图书馆协会（SCONUL）标准以及澳大利亚与新西兰的高校信息素质联合工作组（ANZIIL）标准最为著名。

知识链接

ACRL 标准、
SCONUL 标准
和 ANZIIL 标准

除了美国、澳大利亚和英国外，加拿大、德国、瑞典等国也均拟定了自己的信息素养能力标准，并在不少学校或机构的信息素养教育和评价活动中应用。目前，国外关于信息素养评价标准的研究还在不断进行中，随着时间的推移和信息技术的发展，这些信息素养评价标准也会不断得到发展和完善。

### （二）国内信息素养评价标准

相较国外而言，我国信息素养评价标准的制定还处于起步阶段。目前，在我国还没有一个全国统一的信息素养评价标准，但在不同地区或不同行业或相关文件中也陆续制定了一些相应的评价标准。

1. 文件标准

1999 年，《中共中央国务院关于深化教育改革全面推进素质教育的决定》规定，"在高中阶段的学校和有条件的初中、小学普及计算机操作和信息技术教育"，并提出了培养学生信息素养的六个标准：

（1）对信息的关注。

（2）能够研究和判别可供选择的信息及观点的优劣、可行性。

（3）能够选择各种信息源，熟悉使用各种信息工具以获取信息的能力。

（4）能对某一课题找到相应的信息，进行综述及纵观其现状和发展趋势。

（5）获得继续自我教育的基础。

（6）发挥主动性和独立性。

2000 年，我国《中小学信息技术课程指导纲要（试行）》对我国 21 世纪的学生提出了 6 个方面的信息素养教育和培养目标：信息获取能力、信息分析能力、信息加工能力、信息创新能力、信息利用能力、信息意识和信息交流的能力。

2.《北京地区高校信息素质能力指标体系》

2005 年，北京地区高校图书馆工作委员会完成了《北京地区高校信息素质能力指标体系》的建设。该体系由 7 个维度、19 项标准、61 条具体指标组成。7 个维度指标要求具备信息素养的学生能够做到以下 7 点：

（1）了解信息以及信息素养能力在现代社会中的作用、价值与力量。

（2）确定所需信息的性质与范围。

（3）有效地获取所需要的信息。

（4）正确地评价信息及其信息源，并把选择的信息融入自身的知识体系中，重构新的知识体系。

（5）有效地管理、组织与交流信息。

（6）有效地利用信息以完成一项具体的任务。

（7）了解与信息检索、利用相关的法律、伦理和社会经济问题，能够合理、合法地检索和利用信息。

《北京地区高校信息素质能力指标体系》是我国第一个比较完整、系统的信息素养能力评价指标体系。它提供了衡量北京市高校学生信息素养的依据。但是，由于北京市属于教育比较发达的地区，所以该指标体系对其他地区的高等学校不具有适用性。

（三）医学信息素养评价标准

目前，针对医学生或医学专业方面的信息素养能力标准或指标体系的研究并不多见。

1. 国外医学信息素养评价标准

国外针对医学生信息素养能力的评价大多是参考现有的高等教育的信息素养能力标准或全球医学教育最低基本要求实施的。2001 年，世界卫生组织（World Health Organization，WHO）和世界医学教育联合会颁布了《本科医学教育国际标准》，包含 9 个领域，其中在"教育资源"领域下设置了"信息技术"子领域，提出：医学院校的师生们应当能够利用信息和通信技术进行自学、获取信息、治疗管理病人及开展卫生保健工作。同年，国际医学教育专门委员会出台了《全球医学教育最低基本要求》，提出了世界各地医学院校培养医学生必须具备的基本素质。此外，西澳大利亚大学图书馆开展的对医学生信息素养能力评价中，将澳大利亚高等教育信息素养评估中的信息技能调查标准，用于评价一年级和四年级医学生的信息素养能力，但在评价过程中发现该标准较适用于评价一年级的医学生，而四年级的医学生由于已经学习积累了相关临床知识、经验，仅用该标准来评价还不够，还应该结合医学专业的信息素养能力进行综合评价。

知识链接

《全球医学教育最低基本要求》

2. 国内医学信息素养评价标准

国内也在逐步开展医学生信息素养能力的标准或指标体系的研究。自 2007 年起，中国医学科学院医学信息研究所通过对医学生信息素养能力现状进行调查，并借鉴国内外高等教育信息素养能力评价标准及全球医学教育的最低基本要求，初步建立了《医学生信息素养能力指标体系（修订稿）》。该体系主要包括 7 个一级指标、19 个表现指标和 66 个指标描述。其中一级指标和表现指标如下：

指标一：有信息素养的医学生有能力决定所需信息的性质和范围。

表现指标：

① 具备信息素养的医学生能够明确表述信息需求。

② 具备信息素养的医学生熟悉各种类型的信息源及其特点。

③ 具备信息素养的医学生能够考虑到影响信息获取的因素。

指标二：有信息素养的医学生可以有效地获得需要的信息。

表现指标：

① 具备信息素养的医学生能够选择最适合的信息获取方法或信息检索系统来查找所需信息。

② 具备信息素养的医学生能够组织和实施有效的检索策略。

③ 具备信息素养的医学生能够在必要时修正检索策略。

④ 具备信息素养的医学生能够根据需要，利用恰当的信息服务获取信息。

指标三：有信息素养的医学生能够正确评价信息及其信息源。

表现指标：

① 具备信息素养的医学生能够从收集到的信息中总结要点。

② 具备信息素养的医学生能够运用初步的标准评估信息及其出处。

③ 具备信息素养的医学生能够确定新的知识对个人的价值体系是否有影响，并采取措施消除分歧。

④ 具备信息素养的医学生能够通过与其他人、学科专家和/或行家讨论，有效地诠释和理解信息。

指标四：有信息素养的医学生能够管理其获取的信息，并能够采用适当的方式交流、表达信息。

表现指标：

① 具备信息素养的医学生能够有效地管理和组织信息。

② 具备信息素养的医学生能够有效地与他人交流信息。

指标五：有信息素养的医学生能够将选择的信息融入自身的知识体系，形成新的知识体系，并应用于医学科研与实践。

表现指标：

① 具备信息素养的医学生能够将选择的信息融入自身的知识体系，重构新的知识体系，综合主要观点形成新的概念。

② 具备信息素养的医学生能够将选择的可靠的信息应用于医学科研与实践，并通过医学科研与实践进一步验证信息。

指标六：有信息素养的医学生能够了解信息素养是终身学习的重要组成部分，并关注专业领域的最新进展。

表现指标：

① 具备信息素养的医学生能够不断吸收和积累本领域知识。

② 具备信息素养的医学生能够利用各种方法和新兴技术把握本领域的发展趋势。

指标七：有信息素养的医学生能够合理、合法地检索和利用信息。

表现指标：

① 具备信息素养的医学生能够了解与信息相关的伦理、法律和社会经济问题。

② 具备信息素养的医学生能够遵循在获得、存储、交流、利用信息过程中的法律和道德规范。

《医学生信息素养能力指标体系（修订稿）》根据医学生的特点设置了相应指标，医学生可以根据该指标体系进行自我测评，了解自身信息素养能力的状况和不足，并通过学习、实践不断提升信息素养，成为具备信息素养的医学人才。

到目前为止，国内外对于信息素养评价标准的研究，虽然已经取得了阶段性的成果，但都没有一个统一的信息素养评价标准。就目前出台的有影响的信息素养评价标准来看，其共同的信息素养能力包括信息需求、信息获取、信息评价、信息创新 4 个方面。

## 三、 信息素养培养

### （一）信息素养培养的含义

信息素养是可以通过教育有意识、有目标地培养的，学生也可以通过自我学习、自我提高的方式获得信息素养的提升。广义的信息素养培养是指和信息素养提高直接相关的所有类型的教育、培训、讲座的统称，如大学图书馆开设的"新生入馆教育"等。狭义的信息素养培养即信息素养教育，是指在信息时代以培养信息知识、信息意识、信息能力等为教学宗旨的素质教育，如"文献信息检索与利用""信息检索与论文写作"等课程的教育。信息素养培养本质上是要教会学生使用现代技术和方法进行高效率的学习，树立起终身学习、在实践中学习的观念，使其真正成为学习的主人。

### （二）医学生信息素养培养的意义

当代大学生是新世纪的栋梁之才，是未来各行业的专业人才，担负着科学研究、科技发展的重任，大力培养他们的信息素养应被视为一项战略性举措。作为未来医学行业的人才，医学生的信息素养培养同样具有重要意义，其具体表现有以下几个方面。

1. 与日常生活息息相关

在日常生活中，当遇到各种问题或选择时，我们需要尽可能多地了解相关信息，以便做出合适的选择并解决问题。例如，求职者想要了解哪儿有就业机会；患者想要知道怎么改善疾病症状等。这些问题依靠个人原有的知识可能无法解决，但是如果个人具备了良好的信息素养能力，就可以及时获取现时的信息，及时找到机会，做出正确决策。

2. 促进医学专业学习和医学临床实践

目前，医学教育模式正由传统的教育模式向基于问题的学习（Problem-based Learning，PBL）等模式转变。在 PBL 教学模式下，学生需要充分利用各种途径查找准确、可靠的信息以解决实际问题。与此同时，医学临床实践也正由传统的经验医学实践向循证医学（Evidence-based Medicine，EBM）实践的模式转变。在 EBM 实践模式中，医学人员也需要具备能够全面查找相关证据，并对证据的真实性、可靠性、实用性做出严格评价，然后将最佳的研究证据应用于临床实践中的能力。医学教育模式和医学实践模式的转变对医学生信息素养能力提出了更高的要求，开展医学生信息素养培养是促进医学专业学习和医学临床实践必不可少的手段。

3. 提高科技创新能力

科技创新离不开信息，但拥有大量信息并不意味着就能产生思辨能力和创新意识。只有具有信息素养的人，才能够将获取的有效信息融入自己的知识结构中去，从而利用信息去思考、辨别、判断，以形成自己的观点，完成一个具体的任务。因此，良好的信息素养才是科技创新的基础。现代医学发展日新月异，新的理论和技术层出不穷，医学信息海量增长，只有具备了高水平的医学信息素养能力，才能在医学大数据中敏锐地捕获有效信息，进行开发和利用，从而不断创新，推动科学技术的发展。

4. 具备终身学习能力

2005 年，联合国教育、科学及文化组织，国际图书馆协会联合会和美国国家信息素养论坛在埃及的亚历山大图书馆举办了"信息素养和终身学习高层研讨会"，发布了关于"信息社会在行动：信息素养与终身学习"的《亚历山大宣言》。该宣言指出，信息素养和终身学习是信息社会的灯塔，照亮了通向发展、繁荣和自由之路。因此，信息素养是终身学习的核心，信息素养的高低可以影响一个人终身学习的质量，甚至终身获得的成就，它能使人在其一生中有效地寻求、评价、利用和创造信息，实现个人或社会的价值目标。

（三）医学生信息素养的培养途径

医学生信息素养培养需要通过教育、实践等多种途径来提高。

1. 借助高校图书馆培养医学生信息素养

高校图书馆是大学生学习、获取有关信息的主要场所之一。高校图书馆不但拥有丰富的、不断更新的数字资源和高素质的学科馆员队伍，还拥有先进的自动化管理系统和网络技术，这些都为信息素养培养提供了良好的环境和技术支持。医学生充分利用图书馆主动学习，不仅可以提高专业知识水平，同时也可以拓宽视野，增加知识面，完善知识结构；此外，图书馆通过开展多种形式与内容的信息服务活动，如电子资源系列讲座、图书馆利用、文献写作等，可将信息素养培养的各个方面的内容授于读者。大学生利用图书馆能便利地将主动与被动学习进行结合，不断提高自身综合素质，提升自身信息素养。

2. 针对医学生开设医学信息素养教育课程

医学生所获得的大部分知识来自课堂教学，因此专门的医学信息素养教育课程是培养学生信息素养的主要途径。随着信息技术的发展，世界上几乎所有国家都开设了信息技术方面的课程。我国的医学院校在课程设置中也都陆续安排了计算机信息技术、医学文献检索、医学信息学等公共必修课或选修课，给予了充分的学时保证；有的学校还开展了在线信息素养教育课程，利用网络资源进行个人教学、交互式教学、远程教学等活动。

3. 通过社会培养医学生信息素养

对医学生信息素养的培养，离不开社会的影响。首先，社会信息化水平直接关系到每个大学生的信息素养，处于信息化水平比较高的环境中，大学生在信息的选择范围、信息环境、硬件设施上都会有优越的条件，自然容易形成较高的信息素养。其次，一个社会的文化底蕴的深浅、社会公众的信息意识和信息道德的高低也直接关系到大学生的信息素养。因此，提高医学生的信息素养也要从社会共同发展的角度，通过全社会共同努力来达到目标。

4. 通过自我学习培养医学生信息素养

信息素养是可以伴随自己一生的素养。在医学院校教育和社会环境影响之外，医学生需要利用自主学习、自主思考的能力，通过自我学习、自我提高的方式获得医学信息素养的提升。

# 第二节　医学信息及其检索

## 一、医学信息概述

学习医学信息相关知识之前，先要理解三个重要概念：信息、知识、文献。这三个概念含义不同，但它们之间存在着重要联系。

### （一）信息、知识与文献

1. 信息、知识与文献的概念

（1）信息。信息（Information）是对客观世界中各种事物的运动状态和变化的反映，是客观事物之间相互联系和相互作用的表征，表现的是客观事物运动状态和变化的实质内容。信息无处不在、无时不有、无人不用。在医学领域，患者用药后出现的各种不适表现就是药物副作用的信息反映。事物不断变化发展，信息也不断变化发展。

（2）知识。知识（Knowledge）是系统化、理论化的信息。人类对反映自然界、人类社会中各种现象、规律的信息进行思维分析、加工提炼，进一步系统化、理论化之后，就形成了知识。例如，根据某些症状、体征诊断某一疾病，这些症状和体征是该疾病信息的反映，通过这些症状、体征诊断某种疾病就是将信息升华为诊断知识。人类在获取知识后，再将这些知识用来创造新信息，获取新知识，如此反复循环，信息越来越纷繁，知识越来越丰富，知识不断提高和深化。

（3）文献。凡人类的知识，以文字、图形、代码、符号、音频、视频等形式记载在不同载体上面形成的一切记录，都可称为文献（Literature）。文献是人类认识自然和社会过程的知识记录，它是人类物质文明不断发展的产物，印下的一串串足迹可以再现历史、鉴往昭来；它是启迪后人开创未来的丰富宝藏；它也可以满足人们的文化需求，使人们从中获取有益的启迪与精神享受。

2. 信息、知识、文献之间的关系

文献与知识、信息是不同的概念，但它们之间有密切的联系。信息是知识的原料；知识是系统化、理论化的信息，是信息的产品；文献是储存传递知识的介质。知识、信息是文献的实质内容，文献则是知识、信息附着在载体上的表现形式。文献经过传递、传播、应用于理论和实际而再次产生信息或知识。

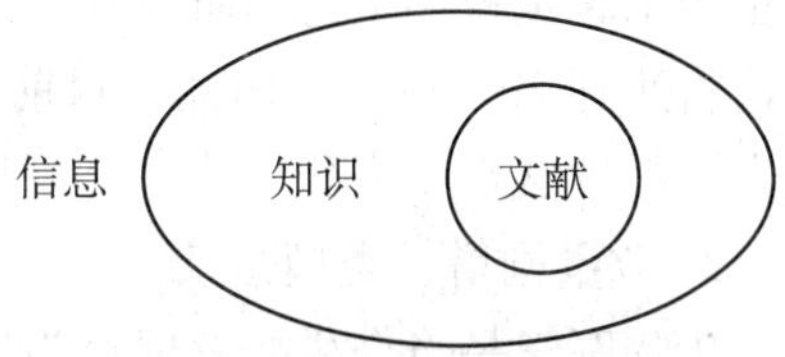

图 1-1　信息、知识、文献之间的关系图

因此，三个概念的外延关系为：信息 > 知识 > 文献，如图 1-1 所示。

**（二）医学信息的概念和范畴**

医学信息是与医学这一学科相关的信息。它是信息的一部分，是按信息所属的学科内容而划分出来的一种资源类型。医学信息也是人们长期同疾病作斗争、保障健康、延年益寿的智慧结晶。

关于医学信息的范畴，从不同角度可有不同的理解。从科技信息的宏观角度来看，医学信息可分为专业医学信息和大众医学信息两大类。前者产生于医学科技人员，也传播于医学科技界，起到促进医学科技发展的作用；后者既起源于医学实践，又传播于广大民众，起着驱逐病魔、强身健体的功效。从信息的社会性来看，医学信息包括自然信息（如环境、气候）、生命信息（如病人的各种身体情况、诊疗信息）和社会信息（如医疗法规、医疗措施、医学文献）等。从信息应用角度来看，医学信息还可分为：疾病预测与监测信息、疾病诊断与治疗信息、医学研究与教育信息、医药研制与购销信息、医学图书编撰与出版信息和现代医学与医药管理信息等。

## 二、医学信息资源

**（一）医学信息资源的含义**

医学信息资源是社会上广泛分布的各种医学信息的集合，是迄今为止积累、存储下来的医学信息之总和。在最近的一个世纪里，随着人类社会的进步，医学科学取得了巨大的成就。与此同时，各种医学信息"爆炸"式地涌现，特别是以互联网为代表的网络通信技术的飞跃发展使医学信息在全球范围内的流动极为快速和自由。医学科研和服务水平在很大程度上取决于人们对医学信息资源的掌握和利用程度，尤其在创新药物研究领域，因其涉及复杂的多学科协作，从而更加需要大量的文献信息和知识的积累，以便为新药研发注入新的原动力。

**（二）医学信息资源的特点**

医学信息资源除具有一般信息资源共有的特点外，还具有自己的特征。

**1. 历史悠久深远**

在人类历史发展过程中，医学的发展与人类的生存密切相关，积累了相当丰富的药物研究经验，如我国古代的《本草经集注》《本草纲目》等医学界巨著，印度的《吠佗经》、埃及的《埃伯斯纸草书》、阿拉伯的《药典》、古罗马现存的 80 余种植物制剂著作等。在医学发展历史中，前人总结和遗留下来了大量宝贵的资料。在当今人类回归大自然的趋势下，人们也越来越重视中草药的研究和开发。根据 WHO 的资料，未来制药业创制的新药中，中药占比将达到 29% 以上。因此，目前总结年代久远的前人资料，进行有序归纳，利用和研究前人资料发展当今医药事业，是一项艰巨而重要的任务。

2. 数量剧增、类型繁杂

生物医学是当今科技发展最为迅速的领域之一，而医学信息资源则是对医学科学发展状况做出的反映，其增长是非常迅速的。有报道称，医学图书在科技图书中所占的比重约为 1/4，医学期刊在科技期刊中所占的比重约为 1/5，整个医学文献信息资源的数量在所有学科中位居首位。同时，医学信息以人作为信息收集对象，包括基础医学信息、临床医学信息、医疗卫生保健信息、公共卫生信息等，不仅数据量大，而且数据类型、属性、表达方式较为复杂。医学信息除了传统的印刷版医药科技文献之外，还包括书写型和电子型病历、诊断报告、影像音频等资料。此外，全世界医学文献的文种也较多，其中英文文献数量最大，约占全世界文献量的 2/3，德文、俄文、法文、日文、西班牙文以及中文等文献各占一定的比例。据报道，美国化学文摘收录的语种有 50 多种，美国 PubMed 数据库收录的语种达 80 多种。

3. 半衰期短、更新快速

文献半衰期是反映知识更新、学科发展的重要指标。医学信息资源不仅数据量大，而且其信息半衰期短。有研究结果表明，医学文献半衰期的平均值为 4.8 ~ 7.6 年，有的半衰期甚至只有 3 年，但是其他学科文献平均具有 5.1 ~ 16.1 年的半衰期。此外，随着现代医学学科的迅速发展，各种新药层出不穷，老药新用也不鲜见，信息的新陈代谢频率进一步加快，文献的寿命逐渐缩短。如何省时省力、准确有效地检索并利用相关专业医学领域的信息已成为医学生、科研人员和相关决策管理人员所面临的重要问题。

4. 学科交叉、内容分散并且重复率高

学科之间的相互交叉和相互渗透是现代科学的一个重要发展趋势。医学与很多学科有交叉重叠，除与药学、生命科学、生物学、化学关系密切外，还涉及生物化学、环境科学、农业、工业、管理科学、市场营销，甚至考古学等。这也符合布拉德福文献分散定律，即某专业方面的重要论文只有 1/3 出现在本学科期刊上，1/3 出现在相关学科期刊上，1/3 出现在无关学科期刊上。这些分散存在的信息无疑给搜索和利用信息增加了难度。另外，学科之间这种不断交融渗透的发展，也加大了文献发表的重复率，以美国为例，11 种检索工具中共有 17 000 多种期刊被引用，而其中的重复率就达到了 50%。

（三）医学信息资源的类型

医学信息资源内容丰富、种类繁多，从不同角度可划分为不同类型。

1. 按信息来源划分

（1）个人信息源。个人既是医学信息的创造者，又是医学信息的使用者，能不断地创造与传播各种最新信息，是最富活力的信息源。参与医学信息交流的每个人都是一个独立的信息源，如学者之间的交流、会议发言等。

（2）实物信息源。药学的研究对象是药物和一切可能具有生理活性和治疗作用的物质。无论是原药材、代谢产物，还是人工合成化合物，均可视为实物信息源。实物信息源提供了充分认识药物的物质条件，具有较高的真实性和可靠性，但分布杂乱，很难对其进行加工收集。

（3）文献信息源。文献信息源是用一定的记录手段，将系统化的医学信息内容储存在纸张、胶片、磁带、磁盘、光盘等物质载体上，从而形成记载有医学信息的物质实体，它是最常用、最重要的医学信息资源。

2. 按载体形式划分

（1）书写型信息。书写型信息是指以手写或刻画的方式，将信息记录在各种载体上的医学信息。例如，我国最早的医学文字档案——甲骨文，据统计，在已发现的16万多片甲骨文中，与疾病有关的就有300多片，涉及内、外、妇、儿各科疾病，是古人留给我们的珍贵医学文献资料。

（2）印刷型信息。印刷型信息主要是指以纸张为载体的文献信息。其优点是便于阅读，可广泛流传；缺点是体积大，占用空间多，不便于保管等。

（3）电子信息。电子信息是指以数字代码方式将图、文、声、像等信息存储在磁光电介质上，可通过计算机或具有类似功能的设备进行阅读使用的信息或数据集合，如光盘、数据库、电子书、医学网站、电子论坛等。

3. 按对信息的加工深度划分

（1）一次信息。一次信息是信息生产者为记录本人的观察、发现及研究成果而首次报道、书写或出版的信息，一般多为文献信息源，如图书、报刊、部分科技报告、会议论文、学位论文、专利说明书、网络媒体上的原创文章和评论等。

（2）二次信息。二次信息是对一次信息进行加工、整理、组织后而形成的，用于报道、检索、管理、控制一次信息的信息检索工具或信息系统，如各种信息检索数据库、馆藏目录、联合目录等。

（3）三次信息。三次信息是对一次信息、二次信息进行综合、分析、改编、评述等深度加工后形成的系统化的信息。三次信息包括综述研究类和参考工具类。前者如综述、学科总结、专题述评、进展报告等；后者如年鉴、手册、大全、词典、百科全书、指南等。

（4）零次信息。零次信息是指未经出版发行的或未以公开形式进入社会交流的最原始的信息，如笔记、手稿、实验记录、会议记录、论文草稿、原始统计数字、技术档案等。

4. 按信息出版类型划分

医学信息资源从出版类型或内容形式上可分为以下三大类：

（1）图书。联合国教育、科学及文化组织（简称联合国教科文组织）对图书的定义为：凡由出版社（商）出版的不包括封面和封底在内49页及以上的印刷品，具有特定的书名和著者名，编有国际标准书号（International Standard Book Number，ISBN），有定价并取得版权保护的出版物。至少5页、至多48页的称为小册子。2007年前ISBN定长10位，2007年后改为 13 位，分为 5 组显示，如 ISBN 978 - 7 - 300 - 14210 - 4，各组含义依次为：国际物品代码（978 代表图书），国家、语言或区位代码（7 代表中国），出版商代码，书序码，校验码。图书一般分为阅读型和工具型两类，前者如教科书、专著、文集等，后者如百科全书、词典、年鉴、手册等。图书的内容一般比较成熟、全面、可靠，但图书出版周期长、知识新颖性稍显不足。

（2）期刊。联合国教科文组织对期刊（Journal）的定义为：指同一标题连续不断（无限制）定期或不定期出版下去，每年至少一期以上，每期均有期次编号，或注明日期的出版物。我国正式出版的期刊均冠有国际标准连续性出版物编号（International Standard Series Number，ISSN）。ISSN 全长 8 位，前 7 位是期刊代号，末位是计算机校验号，如 ISSN 0376 - 2491（0376 - 249 为期刊代号，1 位校验码），中间的 " - " 是为便于阅读而设置的。期刊一般具有刊发速度快、内容比较新颖、信息量大等特点。

核心期刊（Core Journals）是科技期刊中一类特殊的期刊，指刊载某学科文献密度大、载文率、被引用率及利用率较高，深受本学科专家和读者关注的期刊。

（3）资料。资料一般指非书非刊出版物，有时也称为特种文献，通常包括专利文献、会议文献、学位论文、标准文献、科技报告、政府出版物、产品样本说明书和技术档案等。

## 三、 医学信息检索概述

### （一）医学信息检索的概念和原理

医学信息检索（Medical Information Retrieval）是将医学信息按照一定方式集中组织和存储起来，并按照信息用户需求查找出有关文献或文献中包含的信息内容的过程。因此，广义的医学信息检索实质上包括信息存储和信息检索两个过程，医学信息检索的全称应该叫"医学信息存储与检索"。

信息存储过程是按照既定的检索系统建设方针、目的、标准等从信息源中选择所需信息，对这些信息进行信息特征描述、加工并使其有序化或建立数据库，以便在检索时借助一定的设备或工具，从中查找出所需的信息。信息检索过程则是利用信息特征标识，找出相关信息的过程。因此，医学信息检索的原理，就是将检索提问标识与存储在检索系统中的信息特征标识进行比较或匹配，然后提取相符合的信息的过程，如图 1 - 2 所示。存储是检索的基础，检索是存储的反过程，两者相辅相成、密不可分。

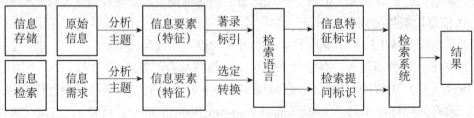

图 1 - 2　医学信息检索原理示意图

在现代信息技术的条件下，信息存储过程一般由信息专业人员完成，对于普通信息使用者来说，信息检索实质上就是指信息检索过程，即从任何信息系统中高效、准确地查找到自己所需的有用信息，而不管它以何种形式出现，或借助于什么样的媒体。这虽是对医学信息检索狭义上的理解，但却是本书针对信息使用者来说要讲解的重点。本书后续所阐述的有关信息检索除特别说明外均指狭义的信息检索过程。

（二）医学信息检索的类型

1. 按检索对象或检出结果形式划分

（1）文献信息检索。文献信息检索是从大量的文献集合中查找出符合特定需要的相关文献的过程。这里特指以具体文献为检索对象，其检索结果是文献线索（如题录、文摘等）或具体的文献的一种检索。它属于一种相关性检索，又可分为三种：

① 书目检索：书目检索是以文献线索为检索对象，检索结果是关于文献的题名、作者、摘要、出处等文献线索的检索。检索者可根据这些文献线索进一步到其他信息源中获取文献原文。例如，中国生物医学文献服务系统（SinoMed）所提供的即书目检索。

② 全文检索：通常对全文检索的含义有两种理解。一是指检索结果可直接浏览到文献的全文内容。二是针对全文数据库中每条记录的任意内容（如整本书、整篇文章）进行查找匹配的检索，其可根据不同的检索需要获得全文中有关章、节、段、句、词等信息，如中国知网、Thieme 电子书等，均可实现这种检索。

③ 引文检索：引文检索是指对文章的参考文献进行的检索，是从学术论文的引证关系入手进行检索的一种方法。

（2）数据信息检索。数据信息检索是指利用检索工具检索包含在信息中的某一特定数据、参数、公式或化学分子式等的检索。其检索结果为数据信息。例如，查找"某生理指标的正常值""某药物成分的化学分子式"等的检索均属于数据信息检索。

（3）事实信息检索。事实信息检索是指利用检索工具检索查找出特定事实的检索。其检索结果为具体的事实信息。例如，美国临床医生事实型数据库是提供临床医学相关的药物咨询、急救咨询和毒理学咨询的事实型数据信息。它可以检索如"某一疾病的临床表现有哪些？""某一药物有哪些常见副作用？"等相关事实问题。

数据信息检索和事实信息检索均是以浓缩信息作为检索对象，检索结果是用户直接可以利用的科学数据或事实，它们均属于确定性检索。

（4）多媒体信息检索。多媒体信息检索是指以图形、图像、声音、动画等多媒体信息为检索内容的信息检索。它一般可分为两种形式：

① 基于文本的多媒体检索：是抽取能反映多媒体信息的物理特性（如拍摄方式、载体规格、文件大小等）和内容特性（如责任者、代表多媒体内容的关键词或主题词等）的文本信息，然后对这些文本信息进行分类、著录或标引，建立类似于文本文献的标引著录数据库，从而将对多媒体信息的检索转变成对文本信息的检索。这种基于文本的多媒体信息检索系统目前已经得到了广泛应用，是当前最基本、最常用的一种多媒体信息检索方式。

② 基于多媒体内容的检索：是利用多媒体对象的语义、视觉或听觉特征进行的检索。例如，图像中的颜色、纹理、形状，视频中的镜头、场景、运动，声音中的音调、响度、音色等都属于其检索内容。基于多媒体内容的检索是多媒体信息检索研究的新兴热点，它在某些特定领域也得到了广泛应用，如人脸识别、指纹识别、商标检索、医学图像检索、化学物质结构式图检索、音乐旋律检索等。

2. 按信息组织方式划分

（1）文本检索。文本检索是指根据文本内容，如关键字、自然语词等在文本集合中进行匹配查找，直接获得相关内容，如对于图书馆馆藏目录，根据书名、作者、出版社、出版时间、书号等信息在索引中查找，以获取该图书存放在图书馆的位置信息。

（2）超文本检索。超文本检索是对文本信息以及以该文本作为节点的网状结构中的众多相关信息（超文本内容）进行的一种检索。"超文本"是用超链接的方法，将各种不同空间的文字信息组织在一起的网状文本。"超文本"的基本组成元素是节点（Nodes）和节点之间的联接链（Links），每个节点中存储的信息通过联接链连接在一起，构成相互交叉的信息网络。超文本检索强调中心节点之间的语义连接结构，可对每个节点中所存的信息以及联接链构成的网络中的信息进行检索。这种检索模式多见于跨库检索系统，如中国知网，检索后可根据需要从一个节点跳到另一个节点。

（3）超媒体检索。超媒体检索是指以超文本和多媒体信息为检索对象的信息检索。"超媒体"在本质上和超文本是一样的，只是对超文本进行了扩展；超文本管理的对象是纯文本，超媒体管理对象从纯文本扩展到多媒体。超媒体检索可以检索文字、图形、图像、动画、声音和电视片段等，这些媒体信息之间也是用超级链接组织的，它们之间的链接也是错综复杂的。更形象地说，"超媒体检索 = 超文本检索 + 多媒体检索"。在医学信息领域，荷兰爱思唯尔（Elsevier）公司出版的 ClinicalKey 就是一个拥有大量文字、医学图片图表、临床及实验操作音频视频等多媒体资料，并能实现各类型资源之间相互链接的超媒体检索系统。

（三）医学信息检索系统

1. 医学信息检索系统的概念及其组成要素

医学信息检索系统是指根据特定的医学信息需求而建立起来的一种有关医学信息的搜集、加工、存储和检索的程序化系统，它的主要目的是为人们提供医学信息服务。因此，理论上说只要具有医学信息存储与医学信息检索功能的系统都可以称为医学信息检索系统，包括医学工具书、医学数据库或搜索引擎等。信息检索系统经历了手工、自动化、计算机检索、计算机网络检索等主要阶段。到今天为止，有的手工检索工具还在一定领域发挥着特定的重要作用，但对于普通的科技信息或医学信息需求者来说，目前更多的是使用计算机及网络方式获取信息。本教材后续讨论的医学信息检索系统主要也是指计算机医学信息检索系统。

计算机医学信息检索系统主要由医学信息数据库及所有支持检索实施所需的硬件和软件构成。硬件部分主要包括具有一定性能的主计算机、外围设备以及与数据处理和传输有关的其他设备；软件部分是检索系统中有关程序和各种文件资料的总称，包括系统软件和应用软件；数据库则是按一定方式存储的相互关联的数据集合。数据库是检索系统的核心部分。

2. 医学信息数据库的结构

医学信息检索系统的核心部分是医学信息数据库。医学信息数据库一般由文档、记录和字段组成。

（1）文档。文档是数据和信息的有序集合，也称为数据表。它由若干条记录组成，一个或若干个文档构成一个数据库。通常，一个数据库至少包含一个顺排文档和若干个倒排文档。顺排文档又称主文档，是将文献数据库中的全部记录按照记录号的大小排列而成的文献集合。倒排文档又称索引文档，是将文献数据库全部记录中可检索字段及其内容（字段值）提取出来，再按其字段值的某种顺序排列而成的集合。使用倒排文档可以大大提高检索的效率。

（2）记录。数据表中的每一行称为一个记录，它由若干个字段组成。在医学全文数据库中，一条记录相当于一篇完整的医学文献；在书目数据库中，一条记录相当于一条文摘或题录款目。

（3）字段。字段是组成记录的数据项。它用来描述文献的特征，如标题、著者、地址、关键词等。字段数量越多，说明记录包含的信息越多，数据库对文献的揭示越完备。

（四）医学信息数据库的类型

医学信息数据库的类型通常划分为以下两大类。

1. 参考数据库

参考数据库是指为用户提供文献线索的数据库，它可以指引用户获取原始文献。医学参考数据库一般包括：

（1）书目数据库。书目数据库是存储某些或某一个领域的二次文献书目数据的一类数据库，也称为二次文献数据库。医学参考数据库有很多，如 SinoMed、PubMed 等。

（2）指南数据库。指南数据库也称指示数据库，指储存关于某些机构、人物、出版物等简要描述的数据库，如 Springer Protocols 在线实验室指南等。

2. 源数据库

源数据库是指能直接提供原始资料或具体数据的数据库，用户不必再查阅其他信息源。医学信息源数据库一般包括：

（1）术语数据库。术语数据库是专门存储名词、术语的数据库，如涵盖医学信息的中国知网中的知识元搜索数据库。

（2）数值或事实数据库。数值或事实数据库是能实现数据信息或事实信息检索的数据库，如 Clinical Evidence 临床证据数据库、UpToDate 数据库、BMJ Clinical Evidence 临床证据数据库等。

（3）全文数据库。全文数据库是存储文献全文或其主要部分的数据库，如中国知网期刊全文数据库、Elsevier 全文库、SpringerLink 电子期刊库、ProQuest Medical Library 医学信息资料库等。

（4）图像、音视频数据库。目前很多医学信息综合检索平台含有大量的图像或音视频资料，有的系统也单独将这些资料作为子库提供检索，如 Primal Pictures 人体解剖 3D 模型数据库、JoVE 视频实验期刊库等。

（5）混合数据库。混合数据库是指兼有源数据库和参考数据库特点的一类数据库。医学多媒体数据库一般就属于这一类。例如，ClinicalKey、Access Medicine、Primal Picture 等既含有文献，也有视频、音频、图像、动画、在线课程等多媒体信息资源。

（五）检索语言概述

1. 检索语言的概念

检索语言（Retrieval Language），也称标引语言、索引语言，它是用于描述信息检索系统中信息的内容特征及外表特征和表达用户检索提问的一种专门的标识系统。检索语言是信息存储和信息检索时共同使用的约定语言，其作用就是使信息存储的标识和信息检索的标识保持一致，以保障检索匹配命中。一般将针对文献信息的内容特征和外表特征依据检索语言赋予检索标识的过程，称为文献标引，简称标引。

2. 检索语言的类型

检索语言可以分为描述信息外表特征的语言和描述信息内容特征的语言。前者如题名索引、著者索引、作者机构索引、刊名索引、年代索引等。后者主要有分类语言、主题语言、代码语言。其中，分类语言和主题语言是最常用的检索语言。检索语言的类型如图 1 - 3 所示。

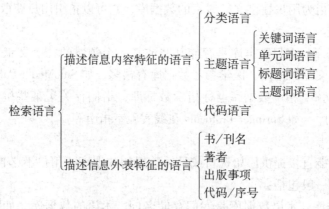

图 1 - 3　检索语言的类型

（1）分类语言。分类语言是一种直接体现知识分类等级制概念的标识系统，是按照学科范畴划分而构成的一种语言体系。它集中反映学科之间的系统性及学科与学科之间的相关、从属和派生关系，并从上至下、从总体到局部层层展开。分类语言一般由分类词和相对应的分类号组成，构成一个完整的分类类目表。其中，分类号可使同学科的专业文献集中在一起。分类语言揭示了知识的派生、隶属与平行关系的特点，比较便于检索者从学科或专业途径查找信息，并根据需要扩大或缩小检索范围。

（2）主题语言。主题语言是直接以表达信息主题内容的语词作为标识，以字顺作为主要组织方式的检索语言。主题语言按照选词方式又分为关键词语言、标题词语言、单元词语言和主题词语言。目前医学信息数据库中常用的是关键词语言和主题词语言两种。

①关键词（keyword）语言。关键词语言是直接以自然语言中未经控制或只做少量控制的语词（自由词）作为主题标识，通过对关键词轮排等方式揭示文献主题的主题语言。关键词语言属于非规范语言，它最大的优点是语言简单、易于掌握、标引和检索都很方便、不用系统学习就可使用，灵活性高，此外对于词汇更新也很及时；但关键词语言也存在很大的不足，因其缺乏词汇控制，用词不统一，所以检索者需要输入所有的相关自由词才能保证一定的查全率，而在实际应用中这一过程很烦琐也很难做到，因而关键词检索往往查全率偏低。

②主题词语言。主题词语言也称叙词语言，是以从自然语言中精选出来的经过严格处理的语词作为主题标识，通过概念组配方式表达文献主题的主题语言。主题词语言具有结构完备、词汇控制严格，组配准确、标引能力强，可通过灵活组配方式进行多途径检索等优点。但主题词语言也有不足之处，如对词表编制和管理的要求高，需要花费较多人力、物力；标引和检索需在概念分析基础上进行，增加了标引和检索难度，词汇更新不是很及时，对于新出现的概念往往找不到合适的主题词而只能用自由词检索等。

（六）常用医学信息检索语言

1.《中国图书馆分类法》

《中国图书馆分类法》简称《中图法》，是目前我国使用最广泛的一种等级体系分类法。它不仅应用于各类型图书馆的藏书排架和组织目录体系，很多检索系统包括医学信息数据库，也是按照《中图法》的分类体系编制和提供服务的。该分类法由中国图书馆图书分类法编辑委员会编制，初版于1975年，先后出版5版，原称《中国图书馆图书分类法》，自1999年第4版起更名为《中国图书馆分类法》。该分类法将学科划分为5个基本部类、22个基本大类，每一大类下又分出若干子类目，并逐级展开，层层隶属。基本大类分别用22个英文字母表示。子类目及其下属类目的分类号均采用字母与阿拉伯数字相结合的混合制标记形式，字母代表基本大类，阿拉伯数字代表各级类目，类号的位数能反映相应类目的分类等级。《中图法》将医药卫生类均归入R字母下面，医药卫生类下一级的类号和类名如右侧所示。

R 医药卫生总论
R1 预防医学、卫生学
R2 中国医学
R3 基础医学
R4 临床医学
R5 内科学
R6 外科学
R71 妇产科学
R72 儿科学
R73 肿瘤学
R74 神经病学与精神病学
R75 皮肤病学与性病学
R76 耳鼻咽喉科学
R77 眼科学
R78 口腔科学
R79 外国民族医学
R8 特种医学
R9 药学

2.《医学主题词表》

《医学主题词表》简称 MeSH（Medical Subject Headings）。该表是美国国家医学图书馆（NLM）编制的用于对生物医学文献进行标引和检索的权威性术语控制工具。它是主题词语言应用的一个典型代表，也是目前医学领域广泛使用的最具权威性的医学主题词表，已被翻译成包括中文在内的 20 多种语言。MeSH 从 1960 年开始出版，每年再版一次。2007 年后，NLM 停止印刷本 MeSH 出版工作，改由网络版 MeSH 检索系统提供服务，即 MeSH Browser。MeSH Browser 提供主题词、副主题词、补充概念名称等的检索浏览和主题词树形结构浏览等功能。

主题词（Main Headings）也称叙词，是 MeSH 的主体。其具有两个特点：

（1）单一性。单一性指一个概念只能用一个主题词表达，存在许多同义词或近义词的概念只能选择其中一个作为主题词。例如，Cancer、Tumors、Neoplasia 等均表示"肿瘤"，MeSH 规定采用 Neoplasms 作为"肿瘤"的主题词，凡讨论肿瘤的文章，均归入 Neoplasms 这一主题词之下。单一性同时也不允许一词多义，即一个主题词在概念上只能代表一种含义。例如，China 一词虽有两个含义，即中国或瓷器，但 MeSH 规定主题词 China 仅表示"中国"。

（2）动态性。动态性是指随着科学的发展和进步，会不断出现一些新的概念和术语，也会有一些原有概念被证实不够科学而应被取消或替代，因此词表每年增删修订，以反映主题词的变更情况。MeSH Browser 在主题词著录中通过注释、参照系统和树状结构等反映主题词的历史变迁、族性类别和词间关系等规律。

副主题词（Subheading）也称限定词（Qualifiers），主要作用是对主题词做进一步限定，把同一主题不同研究方面的文献分别集中，使主题词具有更高的专指性，以提高检索的查准率。MeSH 副主题词目前有 83 个。副主题词须与主题词结合组配使用。

补充概念名称表（Supplementary Concepts Records，SCR）主要收录化学物质、药物等名称，这些物质名称不是主题词，但是每个物质名称至少与一个主题词建立映射关系，因此 SCR 可作为对 MeSH 主题概念的扩充。

MeSH 树形结构表（MeSH Tree Structures）将所有主题词按词义范畴和学科属性分为 16 个大类，每个大类层层划分，逐级展开。

3.《中国中医药学主题词表》

《中国中医药学主题词表》是由中国中医科学院中医药信息研究所参照《汉语主题词表》和 MeSH，并根据中医药文献的特点编辑而成的一部规范化的动态检索语言叙词表。该词表初版于 1987 年，名为《中医药学主题词表》，1996 年修订更新为《中国中医药学主题词表》。该词表结构由字顺表、树形结构表、副主题词表、医学家姓名附表、出版类型表和索引表 6 部分组成。

4. 一体化医学语言系统

一体化医学语言系统又称为统一医学语言系统（Unified Medical Language System，

UMLS)，它是自 1986 年至今由 NLM 主持的一项长期研究和开发计划，该研究旨在建立一个计算机化的可持续发展的生物医学检索语言集成系统和机读情报资源指南系统，其目标是提高计算机程序"理解"生物医学词汇含义的能力，并运用这种理解帮助用户通过多种交互检索程序，克服由不同系统检索语言差异性和不同数据库相关信息的分散性所造成的诸多信息检索问题。它可堪称是对生物医学领域内许多受控词表的一部纲目式汇编，可实现跨数据库检索的词汇转换，可实现检索语言的字、词、术语、语义、语用的一体化，以及分类语言与主题语言的一体化等。在检索应用中，UMLS 可大大提高计算机程序理解用户提问中生物医学词汇含义的能力，可通过检索词自动转换功能将用户输入的词转换为数据库所采用的规范语言（系统语言），帮助用户检索和获取相关文献。UMLS 由超级叙词表、语义网络、专家词典和支持性软件工具 4 部分组成。

（七）信息检索效果评价

所谓信息检索效果，就是利用信息检索系统检索的有效程度，亦即信息检索效率。它不仅是反映信息检索系统性能的主要因素，也是人们评价信息检索质量的重要指标。目前，最常用的检索效果评价指标为查全率和查准率。查全率（$R$）和查准率（$P$）的定义可用如下公式表示：

$$R = 检出的相关信息量/检索工具中相关信息总量 \times 100\%$$
$$P = 检出的相关信息量/检出的信息总量 \times 100\%$$

需要注意的是，检索系统中针对某一提问的全部相关信息数量不能精确获知，因此，$R$ 值的计算一般为近似值。查全率和查准率之间存在互逆关系，即：如果检索系统的查全率较高，则其查准率将相对下降；反之查准率高，则查全率低；而且查全率和查准率只能相对提高，二者不可能同时达到 100%。

对用户而言，要检索出满意的结果，选择质量高的检索系统是其中一个重要环节，此外用户也要提高自身利用检索系统的水平，适当调整对查全率和查准率的要求等，以便最大限度地发挥检索系统的作用。

# 第三节　信息检索技术

信息检索技术是指检索系统将用户的检索提问标识与系统中的信息特征标识进行匹配的一种技术。目前，过去借助纸本检索工具中的目录索引等的检索技术已基本被计算机信息检索技术所替代。随着信息技术的迅速发展，适用于计算机信息高效检索和逻辑判断能力的技术也在不断提升和创新。下面将常用的医学信息数据库中所使用的信息检索技术归纳总结为两大类分述如下。

## 一、基本信息检索技术

基本信息检索技术主要有以下几种。

（一）布尔逻辑检索

布尔逻辑检索（Boolean Search）是检索中应用最多的检索技术，即用布尔逻辑运算符表达检索词与检索词之间的逻辑运算关系。布尔逻辑运算符主要有 3 种：逻辑"与"、逻辑"或"、逻辑"非"。其用法和意义可用图 1-4 表示。

（1）逻辑"与"。逻辑"与"一般用"AND"":""＊"或";"等符号表示，用于检索既论及 A 概念又论及 B 概念的文献，即同时出现 A 和 B 的记录，其基本作用是缩小检索范围，减少命中文献量，提高查准率。例如，检索"儿童新冠肺炎"的文献，其逻辑表达式可为：儿童 AND 新冠肺炎，即表示必须同时涉及这两个概念的内容才能被检索出来。

（2）逻辑"或"。逻辑"或"一般用"OR"或"＋"等符号表示，用于检索论及 A 概念或 B 概念的文献，即 A 和 B 出现其中一个或都出现的记录。其基本作用是扩大检索范围，增加命中文献量，防止漏检，提高查全率。例如，检索"肿瘤"的英文文献，检索式可写成：cancer OR tumor OR carcinoma。

（3）逻辑"非"。逻辑"非"一般用"NOT"或"－"符号表示，用于检索论及 A 概念但不包括 B 概念的文献，即出现 A 但不出现 B 的记录。其基本作用是缩小检索范围，提高查准率。例如，查"动物的乙型肝炎病毒（不要人类的）"的英文文献，检索式可写成：hepatitis B virus NOT human。但逻辑"非"运算符应该慎用，它容易漏检需要的文献。

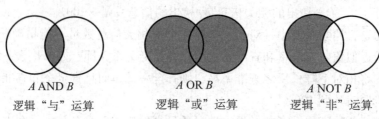

| A AND B | A OR B | A NOT B |
| --- | --- | --- |
| 逻辑"与"运算 | 逻辑"或"运算 | 逻辑"非"运算 |

图 1-4　布尔逻辑运算符示意图

在一个检索式中，可以同时使用多个逻辑运算符，构成一个复合逻辑检索式，此时需要注意运算符的优先级。不同的检索系统对运算符优先级的规定可能不同，如有的系统规定 NOT 先运算、AND 其次、OR 最后（如 PubMed），有的则规定按运算符出现顺序从左至右依次运算（如中国知网期刊全文数据库）。通常，可采用优先处理运算符"（）"（括号）改变运算次序，控制最终的检索结果。例如，查"动物乙型肝炎的诊断或治疗"的文献，检索式可写成：乙型肝炎 NOT 人类 AND（诊断 OR 治疗）。

（二）截词检索

截词检索（Truncation Search）或通配检索（Wildcard Search）是指把检索词截断，取其中的一部分片段，再加上截词符号一起进行检索，检索系统会按照词的片段与数据库里的索引词进行匹配，凡是包含这些词的片段的文献均被检索出来。截词检索主要用于检索词有不同拼法、有单复数变化、存在词干相同而词尾不同的词，或者检索者对检索词的某个片段记忆模糊、检索词中存在生僻字等。其作用是减少检索词的输入量，简化检索步骤，扩大检索范围，提高查全率。

不同的检索系统其截词检索的表示符号和截词方式有所不同。常用的截词检索的表示符号有"＊""？""＄""＃""！"等。截词方式一般可分为以下几种。

1. 按照所截断的字符数量划分

（1）无限截断。无限截断不限制被截断的字符数量，截词符代表任意个数的字符。例如，输入"immun＊"（＊代表任意个字符），则可检出包含immune、immunity、immunize、immunization、immunogenic、immunoglobulin等所有以immun开头的词汇的文献。

（2）有限截断。有限截断可规定被截断的字符数，用以替代一个字符或不替代任何字符。例如，输入"colo？r"（？代表0~1个字符）可检出包含color、colour的文献；输入"wom？n"（若？代替任意一个字符）可查到包含woman和women等检索词的文献。

2. 按照截断位置划分

（1）后截断。后截断也称右截断或前方一致，是将截词符置于检索词字符串后面，表示以相同字符串开头，而结尾不同的所有词。它是最常用的截词检索方式，可以实现对词根相同的一类词的检索。上述无限截断中的例子也属于后截断。

（2）前截断。前截断也称左截断或后方一致，是将截词符置于检索词字符串前面，表示后方一致的所有词，适用于检索词尾相同的一类词。目前支持前截断检索的系统不多。

（3）中截断。中截断也称左右截断或中间屏蔽，是将截词符置于检索词字符串的中间，代表若干个字符，而词的前、后方一致，一般用于英美不同拼写或特殊的单复数变化。例如，输入"血？动力学"（若？代替任意一个字符或汉字）可查到"血液动力学""血流动力学"等检索词。

截词检索具有"OR"运算符的功能，有利于扩大检索范围、预防漏检、提高查全率，还可以节省输入检索词的时间。但截词检索技术要恰当应用，如果截得过于短小，则会大大延长系统检索的时间，并且影响检索结果的准确度。此外，中文检索系统一般是不需要特别规定后截断和前截断的，因为中文字和字之间没有空格，系统一般会自动做前后截断检索。

（三）字段限定检索

数据库的记录通常由多个代表不同信息内容的字段组成，如题名、作者、关键词、文摘、刊名、出版年等。字段限定检索就是将检索词限制在文献特定字段中进行匹配检索，以缩小检索范围，提高查准率。通常，系统会在默认的若干字段或全部字段中检索，但大多数的数据库检索系统都设置字段限定检索功能，以满足在某一特定的字段中进行检索。例如，PubMed检索系统中可限定的字段主要有［AU］（著者）、［MH］（主题词）、［MAJR］（主要主题词）、［PT］（文献类型）、［TA］（期刊名称）等。字段限定检索还可划分为精确限定检索和包含限定检索。

（1）精确限定检索。精确限定检索是检索词与记录中标引语词完全一致的检索，通常用"＝"表示精确限定符。例如，检索式"AU＝王丽"，只检索出作者是"王丽"的文献，不会检索出"王丽华""王丽颖"等作者的文献。

（2）包含限定检索。包含限定检索是检索词与记录中字段内容为包含关系的检索，通常用"in"表示包含限定符。例如，检索式"cancer in TA"，会检索出 *BMC cancer*、*cancer*、*cancer research* 等期刊的文献。

### （四）短语检索

短语检索（Phrase Search），有时也称为精确检索或词组检索，它是将一个词组或短语作为一个独立运算单元，进行严格匹配，以提高检索准确度的一种方法，即其限定所输入的两个或两个以上的单词为词组，检索时不能分开。常用短语检索符号为双引号（" "）。例如，检索 "liver cancer"，系统将 liver cancer 视为不可分割的一个整体，只有包含与这个词组完全相同的文献信息才能被检索出来。

### （五）位置检索

位置检索又称邻近检索，是以原始记录中检索词与检索词之间的特定位置关系为对象的检索技术。它是逻辑"与"运算检索的延伸，适用于两个检索词在同一篇命中文献中需要指定间隔距离或出现顺序的检索方式。位置检索通常需要用到位置运算符。按照两个检索词出现的顺序和距离，位置运算符可以有多种，此外对于同一位置运算符，检索系统不同，表示的含义也可能不同。常用的位置运算符及其含义如下。

（1）"WITH"或"NEAR"或"FIELD"运算符。这些位置运算符一般表示同字段检索，即其所连接的检索词不仅要同时出现在同一篇文献中，还要出现在同一字段中，这样的文献才是命中文献。例如，检索式 HIV WITH vaccine，表示 HIV 和 vaccine 同时出现在标题，或同时出现在摘要，或同时出现在其他同一字段中。有的系统对"WITH"或"NEAR"或"FIELD"还赋予了其他含义，如规定所连接的检索词必须紧密相连，除空格和标点符号外，不得插入其他词或字母，两词的词序可以或不可以颠倒等。

（2）"（nW）"或"（nN）"运算符〔有的系统中为"（Wn）"或"（Nn）"运算符〕。"（nW）"运算符中的"W"的含义一般为"word"，"（nN）"中的"N"的含义一般为"near"，"n"为具体数值，表示允许在连接的两个词之间最多插入 n 个其他单词。同样，有的系统对"（nW）"或"（nN）"也赋予了其他含义，如规定两词的词序可以或不可以颠倒等。例如，检索式 HIV（3W）Vaccine 可检索出含有"HIV Vaccine""HIV Mosaic Vaccine""HIV Nucleic Acid Vaccine"等词组的文献；检索式"hepatitis（1N）virus"可检索出含有"hepatitis C virus""hepatitis B virus"以及"virus in hepatitis delta"等词组的文献。

（3）"（S）"或"SAME"运算符。"S"的含义一般为"sub-field/sentence"，表示其所连接的检索词要出现在记录的同一个子字段内（如在文摘中的一个句子、作者地址中的某一个地址而不是所有地址等）。例如，检索式"Peking University SAME Health Science Center"可以检索出作者是北京大学医学部的文献。

位置运算符可以用于改进逻辑"与"运算检索的不足之处，更加明确检索词之间的逻辑关系，最大限度地减少误检，缩小检索范围，提高检索结果的查准率。位置检索是调整检索策略的一种重要手段。

## 二、 高级信息检索技术

### （一）扩展检索

在文献信息中，通常对于同一概念，不同的用户可能会有不同的理解或表述，如"感冒"可能的理解有：感冒、伤风、流行性感冒等。若逐个词分别检索，将大大增加用户的负担。扩展检索就是基于这一问题而设计出来的。扩展检索是由系统基于词表，自动或半自动地对同一类词或多个概念相同的词执行逻辑"或"（OR）运算的一种检索技术。常用的扩展检索主要有下位词扩展检索、同义词扩展检索、全角半角扩展检索等。例如，用户输入检索词"妊娠"并选择扩展检索时，系统会自动将"怀孕""受孕"等词一起进行检索。有些系统还会对相关联的概念进行扩展，如在中国知网期刊全文数据库中，用"奥美拉唑"进行扩展检索，系统还会自动提供消化性溃疡、十二指肠溃疡、抑酸、兰索拉唑等多个相关概念的扩展检索。扩展检索从某种意义上和概念检索有相似之处。

### （二）概念检索

概念检索（Concept Search）又称基于知识信息检索，是基于自然语言处理中对知识在语义层次上的析取，并由此形成知识库，然后根据对用户提问的理解来检索其中的相关信息。通俗地说，就是在信息存储和信息检索两个过程中，系统会自动将意义相同的词归并为同一概念，用户检索时，只输入一个词，不仅能检索出包含这个具体词汇的结果，还能检索出与该词同属一个含义的词汇的结果。

概念检索突破了机械式字面匹配形式的缺陷，它可以使用一个规范化的概念词，譬如主题词、叙词，将表达相同概念意义的不同词汇关联起来，将这些词汇一并进行检索，从而实现概念匹配。概念检索一般包括同义扩展检索和相关概念联想检索两个方面。

（1）同义扩展检索。同义扩展检索是指系统实际用于检索的概念之间属于同一关系，即它们的外延完全相同，它们是用不同的词语表达的同一个概念。例如，输入"非典"，可以将"非典型性肺炎""非典""SARS"等作为检索词一起查询。同义扩展检索可以提高检索的查全率。

（2）相关概念联想检索。相关概念联想检索是指系统实际用于检索的概念之间在意义上具有部分重合。它又包括：

① 语义蕴涵扩展：即将检索词的概念外延缩小，同时检索出该概念的内涵，如检索"动物"时，也能自动检索出"大鼠""小白鼠""兔"等属于动物下位概念的词汇。

② 语义外延扩展：是将检索词的概念外延扩展，如检索"操作系统"时，也能检索出"计算机软件""应用软件"等这些具有与该概念所反映的本质属性相似的对象。

③ 语义相关扩展：是指概念之间的外延部分重合，它能够检索到更多的相关概念，如

查询"核基质"时，也能查询到与核基质有一定相关性的"核基质结合区"的文献信息。

概念检索具备了一些智能检索的特性，使得检索系统具有了较强的分析和理解能力，大大加强了系统与人的交互性。

（三）聚类检索

聚类检索是在对文献进行自动标引的基础上，构造文献的形式化表示——文献向量，然后通过一定的聚类方法，计算出文献与文献之间的相似度，并把相似度较高的文献集中在一起，形成一个个文献类的检索技术。聚类技术要基于一定的聚类算法，按照数据的相似性和差异性，自动将数据集划分为若干组，同一组内数据内容相似度尽可能大，不同组间相似度尽可能小。通过聚类技术，主题相近、内容相关的文献便聚在一起，而相异的则被区分开。

聚类和分类是有区别的。分类是事先要制定好类目，再将文献一个个对应到相应的类目中，它是在检索之前完成的，是在文献存储过程中由情报人员进行的一项工作。而聚类则发生在检索之后，是在得到检索结果后，系统自动根据算法对检索结果集合进行分组聚集。聚类的结果不用保留，当前检索关闭后，其所聚的类也自动解散。

对用户来说，聚类检索的优势是能节约大量时间和精力，提高检索精度和效率，改善检索结果的输出。用户只需检索到一篇目标文献，就可通过聚类检索将其他相关文献都检出。例如，中国知网期刊全文数据库中，输入检索词，得到的检索结果会自动在左侧显示按关键词聚类，在某一条检索结果的详细条目下，还可分别通过参考文献、引证文献、共引文献、同被引文献、相似文献等反映与该文主题相近或内容相似的文献。聚类检索实际上实现的是一种知识关联功能，将相关的知识聚类关联形成一条知识链，使用户可以从不同目标和侧面查看检索结果。

文献自动聚类检索系统能够兼有主题检索系统和分类检索系统的优点，同时还可具备族性检索和特性检索的功能。这种检索方式为信息检索开辟了一个新的天地，将有可能在未来的信息检索中大有用武之地。

（四）模糊检索

模糊现象是普遍存在于真实世界中的，而模糊属性也是人类思维模式的一个重要方面。文献检索多数情况下是一种相关性检索，而相关性涉及多个方面，并最终由人来判断，因此文献检索本身就是个模糊的、多维的、认知的及动态的复杂概念。模糊检索就是指在系统进行检索匹配时，只要与检索词基本相同，不一定是完全相同，这些记录都将作为命中文献检索出来。模糊检索可以在一定程度上降低用户因思维模糊性而造成的检索结果误检或漏检的概率。

在数据库实际应用中，模糊检索的表现形式多样。有的系统设计为当用户就某个英文词输错、漏输或多输入一个字母，或者某些词汇还有其他形式时，系统的模糊检索功能能够估计到这些词汇的正确形式或其他形式，从而完成正确词汇的检索或扩大检索范围。例如，在ProQuest数据库中输入"leukaebia"，系统提示未找到结果，并给出"leukaemia"的建议结果。有的系统设计的模糊检索是可以对输入的词进行自动拆分，能实现部分同义词、相关词的扩展检索。例如，输入"计算机信息检索"，利用模糊检索，可检索出"计算机网络信息检索""信息检索教学计算机化"等内容。有的系统还将模糊检索设计为类似于前述的相关概念联想检索，可以基于词表，自动或半自动地对同一类词或多个概念相同的词执行逻辑"或"（OR）运算。

（五）切分词检索

切分词检索主要是针对中文检索系统的，因为中文和英文两种语言自身的书写方式不同，必然会造成它们在检索匹配时存在差异，如前所述的前、后截断检索一般用在英文系统中，中文系统是不需要的。因为英文是以词为单位的，词和词之间靠空格隔开，而且一个词基本就能表达一个意思。但是中文的文本描述中，字与字之间没有空格，另外更重要的是，一个字很难单独表达一个意思，通常是以词为单位来表达的。例如，英文句子"I am a student"，用中文表达为："我是一名学生"。计算机可以很简单地通过空格知道"student"是一个单词，但是不能明白"学""生"两个字合起来才表示一个有意义的词。所以在中文系统中，基本元素可以是单个汉字字符，也可以是词。因此，文献检索系统往往会存在两种基本的索引库结构，即基于字表的索引库（字表法）和基于词表的索引库（词表法）。基于词表的索引库则需要预先进行切分词处理。切分词就是把用中文表述的汉字序列切分成有意义的词，切分好的词也称为切词、分词或切分词。

切分词检索的技术思想为：在文献数据库中预先构造一个索引词典，该词典中包含该数据库所收录学科范围的各种核心词汇；然后在文献存储过程中，将存入的文档文本序列放到索引词典中进行比对切分，词典中存在的词被切分出来，即索引词，并记下文献号（记录号）、段落、句子号、词位置；用户检索时，同样将检索式中的文本序列放到索引词典中进行比对切分，词典中存在的词即被切分出来，通过其对应的文献号就可以提取出检索结果信息。切分词检索相较于单字匹配检索，其检索速度比较快，查准率会相对提高。如检索"华人"，单字匹配检索会将包括"中华人民"的文档检索出来，而采用切分词则不会。第二章中介绍的北京大学医学图书馆的OPAC即提供切分词检索。

信息检索技术涵盖面很广，并且在不断发展和推陈出新。对于用户，需要注意的是，不同的检索系统使用的信息检索技术会存在差异，同一类型信息检索技术在不同数据库中的表现形式也会有所不同。因此，在进行检索时，应事先参阅检索系统或数据库的使用说明。

# 第四节 信息检索方法、途径与步骤

信息检索方法是为了达到既定检索目的所采取的手段；信息检索途径是按照信息存储与信息检索基本原理，依据检索系统的编辑方法（主要是特征标识）查找有关的具体文献信息。两者都是为实现检索服务的，这是它们的相同点；但从检索步骤看，两者又有区别，一般情况下，在选定检索系统后，是先选择检索方法，然后选定检索途径。

# 一、 信息检索方法

信息检索的方法有很多种，分别适用于不同的检索目的、检索要求和检索环境与条件。具体选择哪种检索方法，用户应该根据检索课题的要求、对课题有关文献线索的掌握情况，并结合数据库功能、客观条件等因素来决定。归纳起来，医学信息检索系统所使用的检索方法主要有以下几种。

## （一）浏览法

浏览法，或称导航法，是系统自动从某个特定的角度或途径展示（自动检索出）数据库中的相关内容，方便用户直接按需浏览。常用的浏览法有分类浏览和字顺浏览。分类浏览一般基于某种分类体系或特定类目来设定；字顺浏览则针对某一类对象按首字母为序提供浏览，如刊名字顺浏览、著者姓名字顺浏览等。

## （二）查询法

查询法是在检索系统中输入检索词后执行检索，系统返回检索结果的检索方法。查询法一般包括：

（1）快速检索。快速检索是最简单的检索方法，一般仅提供一个检索式输入框，所输入的检索词在默认字段内查询。有的数据库的快速检索还规定所输入的检索词不能支持各种运算符号。该方法的优点是方便快捷、执行效率较高，缺点是不灵活，误检率、漏检率相对较大。

（2）基本检索。基本检索一般也是提供一个检索式输入框，但可提供检索字段的选择，或还提供检索时间、检索语种等多种字段限定功能。

（3）高级检索。高级检索一般提供较多的检索式输入框，提供更多的字段选择，以及更完善的字段限定功能（文献范围、时间范围、文献类型、语种等），以方便用户通过表单式的逻辑组配方式建立较为复杂的检索策略。

（4）专业检索。专业检索也称专家检索，是利用系统提供的检索语言自主构建检索式来执行检索的方法。它一般提供一个大的检索式输入框，并提供字段代码列表，用户可以在检索式输入框中利用不同的逻辑运算符、字段代码等构造较为复杂的检索式。它的组配形式比高级检索更灵活自如，但需要用户对系统检索规则、检索语法非常熟悉，因此一般适用于专业用户。

（5）词表辅助检索。词表辅助检索是利用系统提供的各种辅助工具，如主题词表、分类表、作者索引表、刊名索引表等辅助词表，帮助用户构建检索策略的检索方法。

（6）二次检索。二次检索是指限定在检索结果范围内再次执行检索。

（7）跨库检索。随着网络技术的不断发展及数据库商的不断重组，许多数据库融合在一起，形成一个大型的电子资源检索平台，如中国知网、万方数据知识服务平台、Web of Science 平台等。这种综合平台检索模式一般提供有跨库检索功能，以协助用户一次实现多个数据库的一站式检索。但这种检索模式也往往会使子库的特色字段检索功能在跨库平台中无法实现。

### （三）回溯法

回溯法，也称跟踪检索法、追溯法、扩展法、引文检索法等。回溯法有两种含义：一是利用引文数据库从被引文献的特征要素（如被引文献的作者、题名等）出发查找引用该文献的相关文献；二是通过某一已知的文献后面列出的参考文献条目的指引，追查到那些与之相关的较早文献。这种由此及彼的扩大检索范围的检索方法往往可以查到意想不到的切题文献。尤其是利用文献综述或述评、研究报告等文献后所附的参考文献，常可获得很多有价值的信息，不失为扩大检索范围的好方法。但使用回溯法获得的文献信息往往不系统、漏检率比较高。

### （四）综合检索法

综合检索法是指上述检索法的综合利用。例如，若需要查找某一特定专业的文献，可先利用分类浏览，过滤掉文献稀少的其他类目再采用查询法检索。

文献信息检索方法多种多样，各有利弊，应根据课题需要和所处的信息环境，灵活采用。

## 二、　信息检索途径

检索途径，有时也称检索点或检索入口，其对应于检索系统根据不同的检索语言所构成的标识和索引系统。或者说，检索系统的编排方法（信息的存储方法）就是检索途径。

常用的检索途径有：

（1）分类途径。分类途径是按学科分类体系的类目名或类目号查找文献的。其可满足用户从文献内容所属的学科类别出发获取文献的需要，也能较好地满足族性检索的要求。族性检索是对具有某种共同性质或特征的众多事物、概念的检索。分类途径检索信息需要事先了解检索系统所使用的分类表。

（2）主题途径。主题途径是通过能表达信息内容的词语来查找信息的途径。如前所述，最常用的是关键词（自由词）途径和主题词（叙词）途径。需要注意的是，不同的数据库所设置的"主题词（叙词）途径"的含义有所不同，如万方数据知识服务平台、中国知网、维普网、Web of Science 等数据库都提供"主题"字段检索，该字段通常是指篇名、关键词、摘要等组合字段，并非指主题词途径，检索时需注意；而医学信息专业数据库 PubMed、SinoMed、Embase、The Cochrane Library 等所提供的"主题词（叙词）途径"则是采用规范的主题词进行检索的叙词途径。

（3）著者途径。著者途径是通过已知著者名称来查找信息。著者名称包括个人和团体著者、专利权人以及学术会议主办单位等。不同检索系统对著者的著录可能会有自己的规范标准，如外文数据库会采用姓在前名在后、姓全称名缩写形式等。同一著者的文章往往具有一定的逻辑联系，以著者为线索可以系统、连续地掌握他们的研究水平和研究方向。

（4）号码途径。号码途径是将信息特有的序号（如 ISSN、ISBN、报告号、合同号、专利号、化学物质登记号等）作为检索入口查找信息的途径。这些特有的文献码一般具有唯一性。

（5）引文途径。引文途径是将引文（文后所附参考文献）作为检索入口查找文献的途径。由于被引用的文献和引证文献之间在内容上或多或少有关联，所以通过引文检索，往往可以获取一系列与主题相关、内容上有所继承和发展的新文献。

（6）其他途径。其他途径包括题名、刊名、文摘、出版日期、语种、文献类型、会议地点等，几乎文献的每一个特征标识都可作为检索途径。有的专业检索系统还提供特定形式的检索途径，如分子式、分子结构图、药物相关特征等。

（7）默认检索途径。默认检索途径也称缺省检索途径，指在检索系统预先设定的几个或多个字段中进行检索的途径。

在检索时，应根据检索要求、已知条件等因素，尽量综合利用各种途径，取长补短，进行优化组合，以提高检索效果。

## 三、 信息检索步骤

信息检索的实质是信息问题的解决，信息检索步骤也就是信息问题解决的过程，即根据检索课题要求，选择检索系统，确定检索标识，按照一定的检索途径和方法，查找出特定信息的过程。完成这一过程需要具备一定的信息素养，结合一定的信息技术使用能力，并在检索过程中将信息成功应用于批判性思考中，最终解决问题。对于不同的检索项目，检索过程可能有所不同。但通常情况下，要完成一个检索课题大致要经历以下几个过程，如图 1-5 所示。

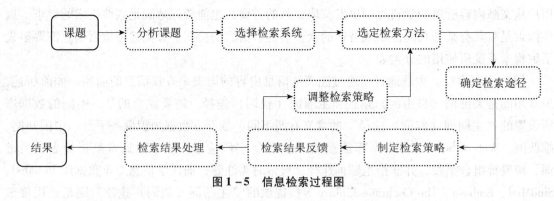

图 1-5  信息检索过程图

### 1. 分析课题

在拿到一个检索课题时，首先要结合自己的专业知识，深入分析，全面了解课题内容及对检索的各种要求。具体可从以下几点分析。

（1）课题对学科和内容的要求。了解学科或专业的范围，明确所需信息的内容、性质和水平，弄清检索课题的内涵概念范围和外延概念范围，以便为后续确定检索标识（检索词、分类等）做准备。明确概念范围时，要特别注意课题隐含概念的挖掘和核心概念的选取。例如，检索"红细胞存活"的文献，可考虑隐含概念"红细胞衰老"；又如，检索"食品污染监测标准物质"的文献，"食品污染"还可以使用"食品掺假"，而"监测标准物质"也可以使用"定值参考物""标准制品""标准物质""参考标准"等表示。

（2）课题对求新、求全、求准的要求。求新是要求检索结果能反映课题最新研究进展或动态，对查全没有过多要求；求全是要求在检索范围内尽可能将全部相关结果都检索出来，即查全率要高，在撰写综述、科研项目查新（也称"科技查新"）和专利申请查新过程中往往需要达到求全的检索目的；求准是要求检索结果具有针对性，能帮助了解课题的某个细节或解决具体研究问题，要求检索结果尽可能准确，即查准率要高。对求新、求全、求准的要求不同，制定的检索策略也会不同。

（3）课题对信息外在特征的要求。课题对信息外在特征的要求包括出版国别、文献类型、年代范围、语种、著者、机构等。

2. 选择检索系统

根据已确定的检索范围和其他要求选定相适应的检索系统。如需查找国际上最新的某方面研究，对信息新颖性要求较高，就需要选择在资源更新上速度快，覆盖资源面也要广的检索系统；又如需要查找关于某一课题尽可能详尽、全面的信息，对求全要求高，则需要考虑尽可能多地选择相应的数据库；还有，对于某些问题的答案是明确、直接或肯定的检索，则可选择数据事实型检索系统一次完成。此外，一般是优先选择机检系统，但有时若需较久远的信息，也会需要借助手检工具；同时，还要考虑检索系统的价格和可获得性。

3. 选定检索方法

根据已确定的检索系统和检索要求选定检索方法。检索方法有很多，在选择时，除了要具体考虑课题性质、检索对象、检索范围等要求外，还要考虑个人精力、时间、成本等实际因素，最终确定某个具体课题的检索方法，如回溯法、浏览法等。

4. 确定检索途径

根据课题需求、检索系统特点以及已知信息，选择合适的检索途径，如分类、主题、著者、符号等。如果课题研究范围和内容比较宽泛，多采用分类途径，以提高查全率；如果涉及的内容比较专深，往往采用主题途径。对于关键词检索和主题词检索兼有的系统，要结合二者，以免漏检。选择检索词汇要注意：

（1）主题词尽量用专指词，如无专指词，可采用上位词代替。查找主题词时要注意变换多种方式查找，如采用倒置主题词、中英文主题词、词语片段或不同拼写形式等查找。

（2）关键词尽量选择全面，如近义词、同义词、缩写和全称、代码和英美不同拼法等，将这些词用逻辑"或"运算符连接，以提高查全率。

5. 制定检索策略（检索式）

广义的检索策略是指为实现检索目标而制订的全盘计划或总体方案，包括课题分析、检索系统选择、确定检索词、制定检索式、调整检索方案、索取原始文献等各个环节。狭义的检索策略仅指检索式，即由检索词和检索运算符等组成的表达课题需求的检索式。例如，检索"2010—2013年发表的有关急性肾功能衰竭的诊断和治疗"的文献，可制定检索式为：SU =（急性肾功能衰竭 OR 急性肾衰）AND SU =（诊断 OR 治疗）AND PY = 2010 – 2013。制定检索式之前要先熟悉检索系统提供的检索技术、检索规则和相应要求，不同系统可能会有不同的规定。

6. 检索结果反馈与调整检索策略

采用检索策略（检索式）执行检索后，可得到初步的检索结果，而通过简单的浏览则不一定能很好地满足课题要求。有时检索结果过多，而且相关度小的信息所占比例较大；或者检索信息量太少，甚至为零，这时都需要调整检索策略。检索策略反馈调整就是指在检索过程中，基于初始检索输出结果的相关性判断，修改和调整检索策略，以达到既定的检索目的的过程。检索实践中，往往要经过多次反馈，反复修改和调整检索策略，才能获得满意的检索结果。调整检索策略一般按查全和查准两个原则进行。

（1）当查准率较低或检索结果太多时，需要缩小检索范围，检索式可做如下调整：

① 减少同义或同类相关词。

② 提高检索词的专指度，尽量采用专指性强的主题词或关键词。

③ 增加检索词，用逻辑"与"（AND）连接这些检索词。

④ 使用限定字段检索，如限定在题目、主题词等表达文献核心内容的主要字段，或限定文献类型、语种、出版国、是否核心期刊等辅助条件。

⑤ 使用适当的位置运算符，排除误检，提高查准率。

⑥ 使用逻辑"非"（NOT）运算符，以排除与提问无关的检索词。

（2）当查全率较低或检索结果太少时，需要扩大检索范围，检索式可做如下调整：

① 减少限制概念，少用逻辑"与"运算符，删去一些不重要的检索词。

② 增加同义词或同类相关词，用逻辑"或"（OR）连接这些词，或采用截词检索，以增加检索词的网罗度。

③ 降低检索词专指度，如从词表或检出文献中选择上位词或泛指词进行检索。

④ 进行扩展检索或族性检索。

⑤ 取消或放宽某些限制过严的字段限制、位置运算符限制或辅助限制条件。

⑥ 增加检索途径，如主题词途径、关键词途径、分类途径等相结合。

⑦ 增加检索系统或换用覆盖范围更大的检索系统。

7. 检索结果处理

检索结果的处理一般包括：结果显示、筛选、统计分析、输出、原文获取等。目前大多数检索数据库都设置有多种检索结果显示模式，用户可根据自己的喜好或需求显示结果。对结果也可初步浏览后进行一定的筛选，去掉相关度小的，保留需要的结果进一步输出。也有很多数据库提供对检索结果进行统计分析的功能，如 Web of Science 提供了对检索结果从主题、出版年、出版国、期刊、作者、文献类型等多个方面进行统计的功能，统计结果还可以用图标等形式直观显示出来。数据库的输出方式一般包括打印、下载、E - mail 等，输出格式可有题录、文摘、全文或自定义形式等。未提供全文服务的检索系统，还需要检索者通过其他途径去获取全文，一般全文获取原则是：

（1）先电子后印刷，根据题录信息到全文数据库中查找相应全文。

（2）先近后远，先查就近图书馆馆藏目录系统，若没有，可利用联合目录，查附近图书馆机构是否有收藏。

（3）利用馆际互借和文献传递服务，或利用作者的通信地址进行联系以获取全文。

本章小结

在线题库

思考题

# 第二章 图书馆资源与服务

学习目标

1. 掌握：纸质书刊排架规则和查找方法；联机公共书目查询系统的功能和使用方法；代查代检与查收查引、论文重复率检测、馆际互借与文献传递、空间服务等服务的基本流程；知识发现系统、馆际互借与文献传递系统的使用方法。

2. 了解：图书馆信息资源、联合目录公共检索系统及其使用、读者自助服务、情报调研、科技查新、学科化服务、知识服务和用户培训等。

利用信息资源提供的服务统称为信息服务。长期以来，图书馆作为各类文献信息资源的集散中心，一直在信息服务的潮流中占据着主导地位。在信息网络飞速发展的今天，图书馆与传统的信息机构正面临着严峻的挑战，其在资源和服务方面正经历着深刻的变革，其服务的内容、形式以及服务的广度和深度都有了新的变化。本章主要对当前图书馆的信息资源和提供的主要信息服务进行介绍。

## 第一节 图书馆信息资源

图书馆信息资源是图书馆所收藏的各种类型信息资料的总和。它是以图书馆的性质、任务和读者需求为依据，经过全面筹划、长期积累，并经图书馆员整理、组织、管理、保存而形成的可以为读者提供使用的信息资料的综合体。服务是图书馆的基本宗旨，图书馆信息资源是图书馆提供服务的基础和满足读者信息需要的基本保证。在"网络 + 大数据"时代，图书馆信息资源主要包括两大类：本馆的纸质文献资源和本馆所购买的各类电子信息资源。

### 一、 纸质文献资源

纸质文献是指印刷在纸质载体上的文献，纸是传统的信息载体，也是目前最普遍的载体形式。图书馆纸质文献资源类型主要包括馆藏图书、期刊、报纸、工具书，高校图书馆一般还包括本校学生的毕业论文，有的图书馆还根据自身的性质形成某些具有自身特色的特藏资源，如名老中医中药处方特藏文献、藏医药特藏文献、古籍特藏资源、四库系列书籍、民国时期丛书和报纸影印系列资料、佛学藏书等。特藏资源目前作为图书馆"专门而独特的收藏品"，在图书馆信息服务工作中也越来越多地发挥着重要作用。

1. 优点

（1）阅读方便、随意性强。人们长期以来与纸质文献相伴，已经习惯了纸质文献的阅读方式，其阅读不受时间、地点的限制，只要光线自然柔和，有空就可以阅读，且长时间阅读，对视力影响不大，阅读效果较好。

（2）具有权威性。纸质文献长期以来已经建立了完善的编辑、生产、发行系统，并建立健全了学术评审委员会等机构来保证出版文献的学术水平和质量。纸质文献的生产和传播会受到道德审查和政治审查，这对保护普通人群的利益和社会伦理道德等有着积极作用。因此，纸质文献传播的信息能够得到多数人的接受和认同。

（3）有利于知识产权保护。目前纸质文献在知识产权和版权保护方面已有较健全的法律法规，知识产权和版权受到了法律的保护。

（4）纸质文献仍具有强大的生命力。从全世界目前每年出版发行的书刊、会议文献、专利文献、技术标准、产品资料等各种文献资料的数量上看，至少有90%仍然是以印刷型为主的纸质文献。事实证明，纸质文献仍具有强大的市场潜力和生命力，其存在和发展是客观和必然的。

2. 缺点

（1）信息量有限、检索不便。相比电子信息资源，纸质文献的存储空间和文献本身所含的信息量都受到了不同程度的限制，且不利于快速检索和利用，不利于远程传输和资源共享。

（2）资源浪费、不便于长期保存。纸质文献以木材为原料，不仅占用人类的森林资源，制作纸张造成的污染还会破坏人类的生存环境。此外，纸张在长期保存中会存在酸化现象，容易变质和自然老化，使得文献信息灭失、损毁，影响文献寿命。

（3）不便于大量复制。纸质文献的知识内容如果要进行大篇幅复制，则需要投入大量的人力、物力和时间成本。

（4）存储空间有限。存储空间是纸质文献面临的一个永恒话题，即使高校图书馆高楼林立，也始终无法满足日益增长的纸质文献的需求。因为空间不足，图书馆不得不频繁进行倒架，以保住新书新刊等得到及时流通。

## 二、电子信息资源

图书馆电子信息资源是图书馆收藏的所有电子信息的总和，它是将计算机技术、通信技术及多媒体技术相互融合而形成的以数字形式发布、存取、利用的信息资源总和。

### （一）图书馆电子信息资源的类型

图书馆电子信息资源按照信息存储介质和传递方式可以分为光盘资源（如随书光盘）、网络资源（各种网络检索数据库和网上免费资源等）、联机资源（如 DIALOG 国际联机检索系统）。目前随着网络技术的高速发展，图书馆电子信息资源绝大部分都是可以在网络上进行传递和使用的资源，其已逐渐成为图书馆信息资源的主体。

图书馆电子信息资源从信息内容和表现形式划分，主要可以分为以下几种：

（1）文献检索数据库。文献检索数据库包括各种书目数据库（如馆藏联机公共书目查询系统）、文摘和索引数据库（如 PubMed、Embase、SciFinder 等）、全文数据库、数据事实数据库、自建特色数据库（如医学三维动画网络原生资源数据库）等。文献检索数据库是图书馆电子信息资源的核心部分。

（2）网络学术资源学科导航。网络学术资源学科导航一般指图书馆将互联网上的开放信息加以甄别、筛选和科学整理，按学科组织起来构成完整的学科导航系统，主要为教学、科研、技术人员提供各类学术信息。例如，现在很多高校图书馆在网站上提供的网上免费电子期刊指南，读者可以直接通过指南链接访问某本期刊的主页，进一步获得相应期次的全文。

（3）FTP 资源。图书馆提供一些 FTP 站点，这些站点允许用户登录，从中下载各类数据、资料、软件、课件等。

（4）其他。除上述之外，图书馆还可提供如网站、论坛、新闻组等，也可以给用户提供一些有用的知识或动态信息。

（二）图书馆电子信息资源的特点

（1）信息存储容量大。电子信息资源采用数字化格式，其存储媒介体积小、信息密度高、容量大，且方便携带。

（2）信息表现形式多样性。电子信息资源的表现形式既可以是单纯的文字、图形等静态的形式，又可以是利用与电子技术以及数字化技术将文字、图像、声音等融为一体的动态形式。

（3）信息共享性高。电子信息资源的数据结构具有通用性、开放性特点，在网络环境下，数据可以被多人同时访问，具备非常高的共享性。

（4）信息使用方便。电子信息资源改变了物理意义上的固定实体模式，打破了物理空间的局限，其信息内容可以在各种媒介上进行转换，不会受到时间、空间的限制，可以无损耗地重复拷贝使用。

# 第二节　馆藏资源查询

在利用图书馆资源之前，需要了解图书馆馆藏文献的分布和组织情况。对于实体存在的纸质文献，图书馆会按一定的方法，科学、系统、合理、有序地排列在书架上，使每一种文献在书库及书架中都有固定的位置（藏书排架），并将文献的书目信息纳入一定的检索系统（联机公共书目查询系统），以便图书馆工作人员和读者均能准确、方便地检索到文献并按相应的位置索取文献或进行归架。

## 一、 纸质书刊排架与查找

一般图书馆将纸质文献先按类型划分成图书、报刊两大块存放，然后根据各图书馆的性质、任务及读者群等的具体情况和特点，分别划分为若干子块。如图书系列一般划分为文艺（社科）书、专业（科技）书、综合性图书、古籍善本、参考工具书等；报刊系列一般分为现刊、过刊及报纸等。

（一）纸质图书排架与查找

图书馆在长期的馆藏资源建设和管理工作实践中，建立了多种不同的图书排架体系和排架规则。归纳起来主要有两大类：一类是内容排架法，即按出版物的内容特征排列文献，包括分类排架法和专题排架法；另一类是形式排架法，即按出版物的形式特征排列文献，包括字顺排架法、固定排架法、文献登录号排架法、文献序号排架法、文种排架法、年代排架法和文献装帧形式排架法等。对于不同类型、不同用途的文献采用不同的排架法。目前，我国绝大多数图书馆或情报单位对于图书都采用分类排架法。

分类排架法是将馆藏文献按分类排架号（或称索书号）的顺序排列。索书号就是表明馆藏中的某一文献的排架位置，以便提取和归架的一套编号。采用分类排架法时，索书号一般由分类号、书次号、辅助区分号等构成。

1. 分类号

分类号代表文献内容所属的学科性质，它能将同类书集中排在一起。目前我国图书分类依据普遍采用《中图法》，也有少数图书馆采用《中国科学院图书馆图书分类法》（简称《科图法》）和《中国人民大学图书馆图书分类法》（简称《人大法》）等分类法。《中图法》将所有学科归入 22 个基本大类，分别用字母 A、B、C、……Z 表示，医药卫生类归入字母 R 下，字母后加数字，数字的位数能反映相应类目的分类等级，位数越多级别越低，反映的学科内容范围越窄。分类号排架一般遵循下列规则。

（1）分类号一般采用对位排列。对位排列就是采用由左至右逐位对比的方法进行排列。先比较拉丁字母部分，按《中图法》的 22 个基本大类的拉丁字母顺序排，A、B、C、……Z。工业技术类用双字母，第一个字母相同，按第二个字母的顺序排，如 TB、TD、TE、……TV。字母相同，再比较数字部分。医药卫生类用字母 R 表示，后面严格按照小数制的方法排列，即首先排拉丁字母后的第一位数字，小数在前，大数在后，然后排第二位，依次类推。医药卫生类字母 R 后面如还有字母，则将其排在数字 9 后面。

例：R5 内科学

R56 呼吸系及胸部疾病

R563 肺疾病

R563.1 肺炎

R563.11 细菌性肺炎

R563.12 病毒性肺炎

R9 药学

（2）类号中有辅助符号时，一般依据下列次序进行比较排列，见表 2-1。

表 2 - 1　分类号中的辅助符号、排序及其意义

| 次序 | 符号 | 符号意义 |
|---|---|---|
| 1 | − | 总论复分号 |
| 2 | （　） | 国家、地区区分号 |
| 3 | = | 时代区分号 |
| 4 | " " | 种族、民族区分号 |
| 5 | ＜　＞ | 通用时间、地点区分号（表示通用时间、地点） |
| 6 | ： | 组配符号 |

例：R781　　　　　　　　　口腔内科学

R781 − 62　　　　　　　　口腔内科学手册

R781（711）　　　　　　　加拿大口腔内科学

R781（711）= 56　　　　　八十年代的加拿大口腔内科学

R781 = 6　　　　　　　　　二十一世纪口腔内科学展望

R781：R83　　　　　　　　航海口腔内科学

2. 书次号

书次号又称同类图书的区分号，即对分类号相同的图书再进一步区分的号码。在索书号中，当分类号相同时，再按书次号进行排列。书次号按同类图书排列方法的不同又可分为著者号、种次号、出版年代号、书名号、登录号、页码号等十数种，但使用最普遍的是著者号和种次号两种。

（1）种次号。种次号是按同类图书分编的先后顺序排列的号码。每类新书到馆后都按分编顺序给一个阿拉伯数字号码，排号时按照数字大小排列。种次号是顺序号，不会重号，号码单纯、简短、易于掌握，有利于图书排架，也便于借阅、清点、直观地统计某类书下的馆藏种数；此外，同种书的不同版本、不同卷次、不同译本等都能集中在一起。种次号的不足之处在于不能将同类同著者的著作集中在一起，不能揭示图书自身特征，科学性较差；此外，号码是按类起头，也因类而异，如果更改分类或修改分类，分类号一旦变动，种次号也要相应改动。例如，在 R563.1/36 中，R563.1 是分类号，代表"肺炎"，36 是种次号，表明这本书是该分类下第 36 种，当一本书分类号变动后，种次号也会随之重新排列。按索书号排架时，分类号是逐位比较排列，而种次号是按数字序列排列，如 R563.1/36，R563.1/37，R563.1/38，…，R563.12/61，R563.12/62，…，R563.9/21，…。

（2）著者号。著者号是按图书著者的名称顺序，根据一定的编号方法所取的号码。关于著者号和种次号哪种作为书次号更好的问题，图书馆界经过四十余年的讨论，现在基本从理论上达成共识，即著者号优于种次号。因为著者号能集中同类、同著者的不同著作，并按一定的次序将不同著者的著作排序。同时，在变更或修改分类后，基本不用改动原来的著者号，就可以将新旧两种分类目录统一按新的分类体系组织起来。但著者号也有缺点，它容易产生重号，当发生重号时，集中在一起的图书就不一定是同一著者的图书，也有可能是同一

著者号的其他作者的图书。为了达到个别化，就不得不添加辅助区分号，这样又使得著者号变得复杂、冗长，从而不利于图书排架、借还、清点和统计。

著者号的选取有多种方法，有的采用著者号码表（如《通用汉语著者号码表》《汉语拼音五位著者号码表》《武汉大学图书馆汉语拼音著者号码表》《笔画起笔著者号码表》、四角号码著者号法等）的规则取号，有的直接采用著者汉语拼音首字母法，有的图书馆还会制订自己特有的著者号选取规则。从我国医学图书馆使用著者号的总体情况看，采用著者汉语拼音首字母法的图书馆较多，如：《护理学基础》（陈晓莉 主编），其索书号为 R47－43/CXL；《口腔护理临床操作流程》（高玉琴 主编），其索书号为 R473.78－65/GYQ。

著者号的排列和分类号一样，需要对位排列，即按著者号从左到右，逐位比较依次排列。著者号顺序如 R47/JL，R47－43/CXL，R47－43/SSM，R473/BYJ，R473.2/DJ，R473.2－43/LJY，R473.5－43/ZXH……。

3. 辅助区分号

辅助区分号是对分类号和书次号都相同的图书进一步做区分的号码。辅助区分号是各馆根据自己的馆藏情况而定的，各馆之间没有共性可言，可采用版次号、卷册号、译本号、注释本、圆点分隔号、层次区分号等。目的就是达到个别化区分，如北京大学医学图书馆索书号 R47/JLY（Y0）、R473.2－43/LJY（Y6），R473.5－43/ZXH/V2（Y2）等，其中（Y0）、（Y6）、（Y2）表示该馆分馆号，V2 表示卷册号（2 表示下卷/册或第 2 卷/册）。

（二）纸质期刊排架与查找

纸质期刊的排架方式非常多，有人曾统计期刊排架方法达四十余种。每种方式也都各有利弊，各有优缺点。通过对各图书馆采用的期刊排架法进行统计，现将使用率比较高的几种方法列述如下。

1. 分类号排架法

期刊的分类号排架法一般是参照《中图法》或《全国报刊索引》，对期刊内容所属的学科体系的分类顺序进行排架，使同类期刊归集到一起。同图书分类排架一样，该法的最大好处是容易对同类期刊进行集中，方便读者查找更适合自己的期刊。缺点是在不同类的期刊间需要为新期刊采购预留一定的架位，预留不够则需要重新倒架，预留多了又造成空间浪费。同时，期刊的内容也越来越丰富，越来越多元化和细化，在分类法中有时很难找到很合适的类目归类，从而增加了分类工作和期刊查找的难度。

2. 刊名排架法

刊名排架法就是按照刊名字顺进行排架，也称"字序排架"。它通常按刊名汉语拼音或首字母拼音，刊名笔画、笔顺、部首或四角号码等的顺序排列。刊名排架法的好处是不需要分类，也不需要编制排架号，简单易行，节省时间，读者在已知刊名的情况下便能迅速获取期刊，归取两便，工作效率高。但该方法使不同内容的期刊混合地排放在一起，容易让读者觉得各种信息杂乱，不方便查找同类期刊，而且一旦遇到期刊更名，其排放顺序就很容易被打乱，容易造成排架的混乱。

### 3. 年代排架法

年代排架法也称时间排序法，是以年代为单位，将出版年份相同的期刊先行集中，然后按刊名字顺或按分类或按其他方式加以区分排架。该法最大的好处是基本不需要倒架，使架位具有长期稳定性，节省人力和空间。缺点是期刊的连续性无法体现，不利于读者对期刊进行连续性阅读，如果需要不同时期的期刊还需要再到其他的架位查找。年代法虽然方便了工作人员，却难为了读者。

### 4. 刊号排架法

刊号排架法即邮发代号排架法，就是按照国内不同省、市、自治区的国家邮政部门编定的期刊代号排列。这种排架法和刊名排架法类似，比较简单易行，无需分类，不必重新编号，管理方便。但该法对于非邮发代号刊物无法排架，同类期刊也无法排放在一起，另外刊号一旦变动也就无法查找，而且读者通常也不习惯以刊号查询。因此该排架法更适用于工作人员的管理。

### 5. 架号排架法

架号排架法也称固定排架法，是按期刊到馆的先后顺序，在固定的架位上配以固定的排架号。这种方法给号简便，同一期刊架位固定，不用倒架，按号查检和归架简便易行，便于管理，但其与年代法一样，对同种类期刊，因到馆先后不同，架号各异，查检费工费时。

现在图书馆书刊排架方法繁多，无论采取哪种方法，其总体的原则就是方便，既要适合读者的查阅习惯，便于准确、快速找到所需期刊，又要方便管理人员上架、倒架、整理，防止乱架等。图书馆馆藏在排架实践中，一般会根据自身特点采用不同的排架方法，以最大限度地发挥各种排架法的优势，为读者查找书刊和工作人员管理书刊做好服务。

## 二、 联机公共书目查询系统

知识链接

**OPAC 简介**

联机公共书目查询系统（Online Public Access Catalogue，OPAC）是一个基于网络，供读者查询馆藏书目信息的现代化信息检索系统。它是目前各大图书馆普遍采用的书目检索方式，是读者与馆藏信息之间进行有效沟通的桥梁。

### （一）OPAC 主要功能

#### 1. 馆藏书目记录查询

通过系统提供的检索途径可查看图书、期刊、视听资料或其他电子资源等的馆藏信息。读者可了解这些馆藏资源的出版信息（题目、作者、出版单位、ISBN、价格等）、馆藏信息（位置、索书号、复本数等）、借阅流通状态信息（在馆、已出借、已被预约等）以及馆藏处理状态信息（订购中、在编处理中、装订中等）。系统一般会提供多个检索点和灵活的检索组配方式，以便用户快捷准确地找到特定信息。

#### 2. 读者借阅信息查询

系统为读者提供在网上了解自己借阅图书馆书刊等资源详细情况的入口。读者可输入自己的证件号（账号）和密码登录，查看自己的借书情况（借阅数量、书刊详情、借阅日期、归还日期等）、借阅历史，以及欠款和违约的情况。读者可以根据这些信息，合理安排图书借还或续借，做到心中有数。

3. 网上预约与续借

当读者通过 OPAC 检索到一本自己需要的图书，而恰巧该书借阅状态显示是借出时，系统一般会提供预约入口，允许读者直接在网上办理预约该书，当该书还回时，系统会保留该书，并以邮件或其他方式通知读者来借阅。

当读者通过借阅信息查询了解到自己已借书刊即将到达归还日期，而读者又想继续使用该书刊时，可通过系统直接办理续借手续。续借成功与否，一般取决于该书刊是否被其他人预约，若有他人预约，读者续借将被拒绝，必须按期归还该书刊。

4. 新书通报或推荐

OPAC 还会提供新书通报和新书推荐功能。新书通报可方便读者了解图书馆新近购置了哪些书刊，系统一般按学科专题或图书分类方式报道图书馆每周或每月新近采集的书刊资料等信息。新书推荐是由读者推荐购书，允许读者把自己喜欢或需要的书推荐给图书馆，图书采访人员根据推荐信息，安排订购，提高购书质量，避免书刊采购的盲目性。

5. 信息发布

图书馆管理人员可在 OPAC 上发布预约到书、委托到书、超期欠款、超期催还等信息，还可发布借阅排行、读者培训、讲座以及一些试用数据库等信息，加强信息资源的宣传。

（二）OPAC 一般使用步骤

OPAC 是基于网络的图书馆书目检索系统，读者要使用它首先需要登录图书馆的网站。虽然每个图书馆的主页风格各异，书目检索系统各不相同，但其使用方法基本相似。一般可按以下几个步骤进行。

（1）单击进入。在图书馆主页的显著位置找到"联机公共书目查询""馆藏书目数据库检索"或"馆藏目录"等类似栏目，单击链接，进入 OPAC 检索主页面。

（2）选择途径。OPAC 提供的检索途径可有外部特征途径和内容特征途径。前者一般包括题名、责任者（著者、编者、译者、机关团体等）、号码（国际标准书号 ISBN、国内标准书号 CN、专利号等）、出版单位等；后者包括分类号、关键词或主题词等。这些途径可进行逻辑组配检索。读者可以根据具体的检索要求选择合适的检索途径。

（3）输入检索词检索。选择检索途径后，在检索框中输入拟定的检索词，单击"检索"按钮，递交检索提问。

（4）选择相关书目信息。系统执行检索后，在页面上逐条显示满足检索要求的题名。单击检中的题名，显示该书的书目信息、馆藏信息细节和流通信息。

（5）借阅。读者根据馆藏地址和索书号前往书库或阅览室借阅需要的书刊。如果在本校图书馆的书目信息中没有找到所要的书刊，读者还可以利用联合目录检索其他图书馆的馆藏，看其他图书馆是否收藏；如果有，再通过馆际互借或亲自前往借阅。

需要注意的是，OPAC 的具体检索方法和技巧会因其系统软件的不同而有差别。下面以北京大学医学图书馆的 OPAC 系统 WebCat 为例，详细介绍 OPAC 的检索方法与技巧。

（三）北京大学医学图书馆 OPAC 的使用

北京大学医学图书馆 OPAC 系统目前采用的是美国 SirsiDynix 公司的 Symphony 图书馆集成化管理系统软件。Symphony 系统是当前国际上用户群较大、知名度较高的几个图书馆自动化管理系统之一，已有 30 多年的历史，相对成熟稳定，其包括编目、采访、流通、期刊控制、管理、报表、OPAC、教学参考书、请求和器材预约等模块，可对图书馆日常业务进行全面细致的管理。Symphony 系统的联机公共书目查询模块，即 OPAC 系统，称作 WebCat。

1. WebCat 特点

WebCat 界面友好，栏目清晰，除了提供常见的书目记录查询、个人信息查询、网上预约和续借等功能外，还具有采用中文汉字切分技术、字索引和词索引相结合检索技术、词组短语检索、拼音检索等特色。其检索途径多样，支持布尔逻辑组合等复杂检索功能，并提供多种检索限制。此外，WebCat 还提供教学参考书的查询，新书查询和图书馆公告（如开馆时间）等。

2. WebCat 检索主界面

在北京大学医学图书馆主页（http：//lib. bjmu. edu. cn）上单击"馆藏目录"链接，再单击"检索"即可进入 WebCat 检索主界面，如图 2 - 1 所示。

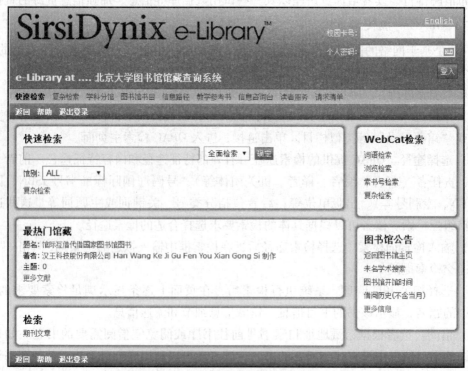

图 2 - 1　WebCat 检索主界面

WebCat 检索主界面简洁明了，系统提供有快速检索、词语检索（词组短语）、浏览检索、索书号检索和复杂检索 5 种方式；在输入框后面提供全面检索、题名、著者、主题、期刊刊名、ISBN 和 ISSN 等几种检索途径供选择。由于 WebCat 支持多个图书馆馆藏的联合查询，因此，检索主界面上还提供"馆别"选项，供读者选择一个或全部图书馆馆藏查询。在页面顶端，系统还提供教学参考书、信息咨询台、读者服务、请求清单等功能按钮，为读者提供书目查询之外的信息服务。

3. WebCat 检索方法

系统主界面主要提供 5 种检索方式。

（1）快速检索。在此输入框中输入检索词，执行检索后，命中记录可以是包含输入的检索词的记录，也可以是包含检索词中单元词（意义上不能进行拆分的词）的记录，单元词在记录中出现的次序可以互换。例如，输入检索词"物理化学"，不仅会检出包含词组"物理化学"的书目记录，也将会检出"化学物理"，或"化学"与"物理"两个单元词分别出现在不同位置的记录，因为系统将"物理化学"自动进行了切分词处理，拆分为两个单元词"化学"和"物理"。又如，输入检索词"中国人"，因为其是一个单元词，不能拆分为两个词"中国"和"人"，因此检中记录不会出现"中国人民""中国人文"等信息。

（2）词语检索。词语检索也称为词组短语检索，是命中记录包含与输入的检索词完全一致的词组或短语，检索词在字面上不能拆分，是字字匹配的精确检索。如输入检索词"中国人"，将检中包含"中国人""中国人文""中国人民""中国人民大学"等词的所有记录。

（3）浏览检索。命中记录以输入的检索词开头，检索结果按字顺依次排列显示。如输入检索词"中华医学"，则命中"中华医学"和其他以此词组开头的所有记录。

（4）索书号浏览。按各种分类体系的索书号或分类号浏览书目（相当于按排架顺序浏览书目）。如输入"R245"，系统将检索出所有有关针灸治疗方面的图书。

（5）复杂检索。复杂检索提供多个输入框进行组合检索，其支持布尔逻辑算符（AND，OR，NOT）组配检索，并可按丛编或期刊题名检索。复杂检索页面下方提供有多重限制选项，可限定文献类别、文献类型、馆藏位置、年代等。当在同一输入框中输入一个短语或多个检索词时，用户可通过"符合条件"选项指定多个词间的关系；"关键词"表示包含各单元词，词间次序可以互换；"左到右"表示包含各单元词，词间次序不可以互换；"精确内容"表示精确匹配。

4. WebCat 检索字段

在快速检索、词语检索和复杂检索页面下提供了多种检索字段的选择，读者可以根据需求选择使用。

（1）全面检索。全面检索是将输入的检索词放在书目记录的所有可检索字段中进行检索。可检索字段包括题名、著者、主题、丛编项、出版者等。

（2）题名。题名是限定在题名字段中查询，查找已知书名或期刊名，可输入准确题名或题名中的关键词。题名包含变异题名、丛书名等。

（3）著者。当已知著者姓名（包括团体著者）时，可限定在著者字段中查询该著者的书目信息。

（4）主题。主题是限定在主题字段中查询，中文书采用"汉语主题词表"标引主题，西文书采用"美国国会图书馆主题词表"标引主题。

（5）期刊刊名。期刊刊名是限定在期刊刊名字段中查询。

5. WebCat 检索结果处理

WebCat 提供对于检索结果进行记录查看、打印或保存等处理。

（1）查看。在检索结果显示页面，单击想要查看记录的题名链接，系统即显示该记录的详细信息，读者可抄记索书号、著者、题名及馆藏地点以备借阅所需。

（2）打印/邮寄/保存。在检索结果显示页面，先勾选记录行左边的小空白窗口，对选中记录进行标记（再次单击，将取消标记），然后单击页面上方的"打印/邮寄/保存"按钮，可对选中记录进行打印、保存和 E – mail 邮寄等操作。操作之前用户可对记录格式、排序方式进行设置。

6. WebCat 其他服务

WebCat 除了提供书目信息查询之外，对于注册登录用户，还提供用户状态查询、图书续借、图书预约、修改读者密码等其他信息服务。

（1）用户状态查询及续借。单击主界面上横条的"读者服务"按钮，再单击下面的"用户状态查询"链接，即可显示用户当前图书借出情况、是否有逾期等违规情况。该界面可显示所借文献资料的基本情况及到期日期，用户可选择续借部分文献或全部文献，但续借仅限于该文献未被他人预约。

（2）图书预约。在建立图书预约记录前需要先通过书目查询查找到所要预约的文献资料的索书号或者文献标识（条码号），然后单击页面顶端导航条上的"请求"按钮，选择"预约"功能进入预约界面，在"取书馆"下拉菜单中选择获取图书的图书馆，单击"新增预约"按钮即可。

（3）修改读者密码。单击主界面顶端的"读者服务"按钮，再单击下面的"更改用户个人识别号"链接，即可对自己在 WebCat 中的账号密码进行修改，以保证个人信息的安全。

## 三、 联合目录公共检索系统

联合目录公共检索系统即联合 OPAC，简称联合目录，它是同时对多个图书馆馆藏资源的共同揭示，可让读者迅速了解自己所需书刊或电子资源在多个机构图书馆的分布情况，从而选择最佳获取渠道，以节省时间和精力。有的联合目录除了提供基本的书目信息外，还提供馆际互借和文献传递等服务，尽可能地为读者提供便利。联合目录根据所覆盖的图书馆范围可分为公共型和专业型，如中国高等教育文献保障系统书刊联合目录、全国高校书刊联合目录、全国医学图书馆书刊联合目录等；根据资源类型又可分为各种专题联合目录，如全国西文生物医学期刊联合目录、全国重点高校图书联合目录、光盘资源联合目录等。联合目录的查询方法与单一馆藏联机公共书目基本一致，其查询结果中最重要的信息即馆藏项，馆藏项中详细记录了各个图书馆收藏该资料的状况，读者可凭这些信息利用馆际互借系统就近获取资料。下面简要介绍两种国内外常用的联合目录。

（一）中国高等教育文献保障系统书刊联合目录

CALIS OPAC 检索系统网址为：http：//opac. calis. edu. cn。其页面上主要提供简单检索、高级检索和古籍四部类目浏览 3 种查阅方式，检索字段除了题名、著者、主题、刊名字段外，还提供有分类号、出版地、丛编题名等检索字段，可对文献类型、文献内容特征进行限定。对于检索结果中需要借阅的记录，可单击结果列表中"馆藏"列中的"Y"，显示该记录的馆藏信息。如果有馆藏，可以直接到本馆本地系统借阅。如果没有馆藏，可在馆藏列表页面通过"请求馆际互借"或"发送 E – mail"等功能获取该文献。

中国高等教育
文献保障系统
书刊联合目录简介

（二）世界联合书目数据库（WorldCat）

2006 年 8 月，美国联机计算机图书馆中心开放 WorldCat 所有数据供互联网用户查询使用，很多高校图书馆（如北京大学医学图书馆、清华大学图书馆）提供有该库检索链接。数据库检索页面提供有多种语言版本发布，包括中文、英文、德文、法文、西班牙文、荷兰文和日文等。检索方

WorldCat 简介

式有基本检索、高级检索和专家检索，提供有图书、连续出版物、文章、视频资料、乐谱、地图、互联网资源等多种类型限制，还提供有题名、著者、主题、关键字、出版社、ISBN、ISSN 等字段检索。在检索结果页面，打开记录的详细信息浏览页面，可查看到文献在世界各地的收藏地点、用户对该文献资料的评论或该资料的相关链接数据（如来源数据库、全文链接）等信息，有的文献资料可直接链接到免费电子全文、历史文档、图片等。WorldCat 给不同层次的用户提供了灵活方便的检索方法和检索功能，基本上实现了人们对书目资源共享的愿望。

## 四、知识发现系统

（一）知识发现系统概述

知识发现是从各种信息中，根据不同的需求获得知识的过程。知识发现的目的是向使用者屏蔽原始数据的烦琐细节，从原始数据中提炼出有效的、新颖的、潜在有用的知识，直接向使用者报告。图书馆的知识发现系统（Discovery System）又被称作统一资源发现系统、网络级资源发现系统等，通常指的是基于海量预索引元数据（指描述数据的数据）仓储模式，

知识发现
系统的发展

为读者提供便捷高效的"一站式"检索，能轻松搜索图书馆所有学术资源或本馆馆藏之外更多结果的信息资源整合服务系统。

（二）知识发现系统主要功能

各个发现系统的检索界面和功能模块不尽相同，但实现的主要功能大致包括以下几方面。

1. "一站式"智能检索

过去，对于图书馆所购买的资源，纸质资源需要去 OPAC 检索，电子资源需要使用相应的专业数据库查询，如果对资源不熟悉，很容易找不全自己所要的文献资料。知识发现系统最主要的功能就是提供了"一站式智能检索平台"，读者在一个"检索框"内输入所要检索的关键词即可查找到所有纸质和电子资源，甚至包括一些没有被图书馆订购但被中心索引覆盖的其他资源，如开放获取资源（OA 资源），并可单击电子资源下载，省去了在不同数据库系统之间跳转以及需掌握各类型数据库系统操作方法的烦琐要求，节约时间，极大地提高了检索效率与准确率。此外系统还可借助内置规范知识库与读者的历史检索发现读者的行为习惯，自动判别并切换到与读者近期行为最贴切的知识查询领域，帮助实时把握所检索主题的内涵，起到智能辅助检索的作用。

2. 分面导航

分面导航是指对检索结果通过筛选后进行分面聚类，从多种维度将结果呈现给用户，如按各类文献的时间维度、类型维度、主题维度、学科维度、作者维度、机构维度、权威工具收录维度等进行聚类显示。其一般在检索结果页面左方，以列表形式展示，读者单击某一维度即可显示相应结果。

3. 知识关联与学术发现

有的知识发现系统具备较强的分析关联功能。面对冗繁的检索结果，用户可通过引文分析、考镜学术源流、展示知识关联、揭示学术趋势等模块进一步完成结果筛选，这同时也是学术创新发现的新途径。

4. 原文链接与获取

知识发现系统实现了对图书馆联机公共书目查询系统（OPAC）、全文数据库、文摘和引文数据库，乃至原文传递、参考咨询、馆际互借等服务的集成，当读者确定了所需文献后，可实现资源发现与原文获取链接的无缝对接。

5. 其他功能

国内外知识发现系统虽然功能大致相同，但也各具特色。有的系统允许用户对检索结果提供补充资源推荐；允许用户对检索结果创建标签、评分、发表评论等。有的系统可提供可视化的标签云图；混搭多人协作的写作系统（Wiki）词条、图书封面、网摘、目次和读者评论。有的系统可提供简易信息聚合（RSS）订阅服务、支持移动服务等。

（三）知识发现系统的使用技巧

元数据仓储是知识发现系统的基础，各大商家都在快速推进发现服务系统的建设，元数据规模也在不断扩展；同时由于每个图书馆可以根据自身需求对其发现系统的检索范围（元数据量）、检索界面及功能进行定制，因此即使引进了相同发现系统的两家图书馆，其系统名称、检索主页、检索方法、检索结果和其他功能特征方面也可能出现较大差异。下面对各系统在使用方面的常见技巧进行介绍。

1. 检索设置

外文发现系统可设置的常规项目一般包括语言、检索词是否提示（如关键词、主题词）、检索结果列表显示格式（如排序方式、页面布局）、文献输出格式等。部分发现系统还提供文章翻译功能，因此，其语言转换设置须在检索前完成。以发现系统 EDS 为例，读者注册登录其主页后便可根据自身喜好随时更改检索结果页面的外观，并将设置好的结果保存到个人账户以备将来检索使用。

2. 检索字段与方式

发现系统常用的检索字段包括：题名、著者/作者、主题词、ISSN、所有字段等，支持布尔逻辑检索。检索方式与图书馆 OPAC 等检索工具类似，一般包括基本检索和高级检索两种。在默认基本检索框中，输入需要查找的内容即可开始学术资源发现检索，如需实现更多、更精确的检索条件限定，可选择"高级检索"方式。

3. 检索结果的处理与获取

读者一般可通过勾选精炼检索结果选项或切换页面格式，灵活地过滤和查看检索结果。选中输出记录后，可将结果按照相应的格式快速保存并导出至个人文献管理软件或发送到个人邮箱。检索结果下方的全文获取链接可以定位到一个或多个资源（全文/文摘/视频/音频等）供读者阅览或下载。

（四）北京大学医学图书馆知识发现系统

知识链接

北京大学医学
图书馆知识
发现系统

从北京大学医学图书馆主页上单击"北医搜索"，在下面的输入框内输入所要检索的关键词，即可查找北京大学馆藏中与之相关的所有纸质和电子资源。当不输入任何内容时，则显示所有馆藏结果。系统提供有高级检索功能，可限制检索字段、出版时间、文献类型、学科、语种、是否有在线全文等。检索结果默认为按照相关度进行排序，可以选择按日期新旧、著者或标题字顺排序。结果页面左侧则提供了分面聚类导航，用户可根据需要筛选数据后进行显示，譬如显示所有带有在线全文的结果、只显示学位论文等，选择该导航后，既可实现文献资源发现的精炼聚类，也可实现资源的精准化搜索，方便用户将最重要、最核心、最有价值的资源检索和显示出来。其中对于出版时间，可以使用鼠标在滑动条内拖拽选择时间范围，并可以将时间显示精确到具体日期。目前北京大学医学图书馆知识发现系统可以同时搜索超过 5 亿多条记录，如果选择"显示北大馆之外的更多结果"，则可搜索到更多记录。

（五）超星发现系统

超星发现系统对检索结果除了提供基本的多维分面聚类（时间、文献类型、主题、学科、作者、机构、权威工具收录以及全文来源）之外，还提供以下几项功能。

（1）智能辅助检索。超星发现系统借助内置规范知识库与用户的历史检索发现行为习惯，可以自动判别并切换到与用户近期行为最贴切的领域和关注热点，同步显示与用户检索主题相应的解释，帮助用户实时把握所检索主题的内涵，并优先按用户筛选文献的喜好显示检索结果，提高发现精准度和检准率。

（2）立体引文分析。超星发现系统可实现图书与图书之间、期刊与期刊之间、图书与期刊之间，以及其他各类文献之间的相互参考、相互引证关系分析。这种立体引文分析可帮助用户了解某一学术思想的历史渊源、传承脉络以及演变规律，或者评价某一文献、某一学科、某一作者，乃至某一机构的学术影响力。

（3）展示知识关联、考镜学术源流。考镜学术源流是指对其学术源头进行考察甄别。超星发现系统能够对检索结果通过单向或双向线性知识关联构成的链状、网状结构，形成主题、学科、作者、机构、地区等关联图，通过知识关联为用户从宏观角度直观地把握海量数据之间的规律和整体面貌，在展示这种知识关联的同时，也可反映出学术思想之间的相互影响和源流。

# 第三节 图书馆基本服务

图书馆的首要任务就是为读者提供服务，图书馆现代化发展的最终目的也是为读者提供更好的服务。目前，图书馆提供的基本服务主要有读者自助服务、代查代检与查收查引、论文重复率检测、馆际互借与文献传递以及空间服务。

## 一、读者自助服务

图书馆读者自助服务是指读者通过自己的技能，在一定服务设施的帮助下，按照一定的工作流程的指引，利用图书馆的各种资源解决问题的一种自我参与的服务方式。读者自助服务改变了原先由工作人员包办图书馆服务的传统做法，将一些图书馆的服务项目和工作内容交由读者本人在指定的管理区域、活动范围内自行完成；同时还可借助计算机网络或手机等现代化手段，由读者根据兴趣爱好、需求特点、时间安排自行利用图书馆的各种资源，完成文献查询、收集、鉴别、传递和利用等工作。目前，各图书馆根据读者的不同需求和图书馆的实际情况，所开展的自助服务在内容和形式的创新及管理等方面可能会有所不同，但服务项目大致可分为三大类。

（1）馆内自助服务。馆内自助服务是读者借助设立在馆内的自助服务设备完成的一系列自助服务，主要包括自助借还书、自助打印复印、自助扫描等。图书馆一般在馆内设置有一个或多个带有射频识别技术（Radio Frequency Identification，RFID）的机器，读者自己可以利用 RFID 机器在 RFID 阅读器屏幕终端借还图书，这种机器也称为 RFID 自助机，读者可以不受时间和图书馆馆藏地点限制，完成文献借阅与归还任务。自助打印、复印、扫描一般为有偿服务，在打印/复印/扫描多功能一体机上设置好收费标准，读者凭借已充值的校园一卡通或其他临时卡，选择自助操作流程按步骤完成文件的打印、复印和扫描。

（2）网络自助服务。网络自助服务是读者通过网络访问图书馆的网站，借助自助服务平台完成的自助服务，主要包括信息查询、网上检索、网上预约或续借图书、网上信息咨询、网上书刊荐购、电子资源在线阅览、多媒体文件自助点播欣赏、预订座位和研讨间等。

（3）电话自助服务。电话自助服务是读者通过手机、固定电话完成的自助服务，如通过电话向学科馆员进行信息咨询，用手机完成预约、续借、荐购、自助缴纳图书过期罚款等服务。

## 二、 代查代检与查收查引

### （一）代查代检

代查代检是指图书馆为了方便用户获取所需信息资源，由本馆专职人员根据用户提出的具体要求，为用户提供检索结果的一项服务。代查代检一般以本馆所拥有的信息资源能满足读者需求为前提，特殊情况下也可帮助用户到其他信息机构或图书馆去查询。常见的代查代检服务项目主要有：

（1）专题信息检索。专题信息检索是指根据用户提供的相关研究课题，以描述该课题的主题词、关键词作为检索入口，拟定合适的检索式，检索各类信息数据库中该课题的相关信息提供给用户的服务。用户一般需要提供课题的名称、所涉及的关键词、检索范围以及其他限制性要求等。检索结果一般主要提供与本课题相关的各类信息的题录或摘要，也可根据用户的需求提供信息全文。

（2）论文发表快速通道检索证明。论文发表快速通道检索证明又称简易检索证明，是指根据用户发表论文的需要，结合拟发表文献的内容，检索国内外是否有相同或相似的研究报道，并出具检索证明的一项服务。该项服务的出现源于期刊编辑部对某些文献出版的特定需求。如对于有重要创新的文章，期刊编辑部往往将以尽可能快的速度在"科研快报"或"重要进展简报"栏目中刊出；为了加快这类文章的审稿和定稿，提高工作效率和质量，期刊编辑部门即要求此类稿件作者出具一份有一定资历的检索机构的检索证明。为了配合期刊编辑部的审稿程序和质量或者满足论文作者的急切愿望，图书馆即开展了此项业务。该业务加快了论文发表的速度，受到用户的欢迎。

### （二）查收查引

查收查引即论文的收录与引用情况检索证明服务。该项服务一般分为两部分，一个是论文收录情况证明，另一个是论文被引用情况证明。其服务的目的主要是对研究者或研究机构进行学术水平评价。因为通过检索论文被著名数据库收录或被他人引用的情况，可以比较客观地反映一个人、一个机构甚至是一个国家科学研究水平的高低。鉴于此，我国很多单位在晋升职称、评定科研奖项、申请科研基金、人才选拔等工作中都要参考研究者的论文收录与引用情况检索证明，把其作为衡量学术水平的重要依据。目前，用于检索医药卫生相关论文收录与引用情况的数据库主要有美国科学引文数据库（SCI）、中国科学引文数据库（CSCD）、中国生物医学期刊引文数据库（CMCI）、PubMed、Embase、SciFinder、CNKI等。

## 三、 论文重复率检测

近年来，我国论文抄袭等学术不端现象屡屡发生，在给我国科学发展和学术研究造成恶劣影响的同时，也严重损害了科技期刊的声誉和形象。如何有效提升学术规范、遏制学术论文不端行为的发生已经成为了高校、研究机构乃至全社会大众共同关注的问题。国际上早在20世纪70年代就开始研发识别学术不端行为的检测技术，在我国，中国学术期刊（光盘版）电子杂志社联合同方知网公司于2008年底推出学术不端文献检测系统，该系统可对论文重复率进行检测，提升了甄别论文抄袭的效率，同时也对论文抄袭等学术不端行为起到了一定的警示作用。其后，也陆续有其他文献检测系统发布，如万方论文相似性检测服务系统、维普学术不端查重系统、PaperPass论文查重检测系统以及Turnitin查重系统等。

目前，国内各高校对研究生学位论文的管理和监督普遍采用"学位论文学术不端行为检测系统（TMLC2）"。TMLC2以中国学术文献网络出版总库为全文比对数据库，依附这一强大的系统数据库，可对学位论文中的抄袭、伪造及篡改数据等学术不端行为进行快速检测，迅速判断出文章的重复率。系统能从多个角度对学位论文中的文字复制情况进行详细描述，并根据指标参数以及其他相关数据信息，自动给出预判的诊断类型并生成检测报告。该系统是目前各高校检测本科生、研究生学位论文学术不端行为的有力辅助工具。

但由于受技术水平限制，现有查重系统一般只能对文字进行识别，而对文字所表达的思想、观点却无法辨别；也很难识别图表、公式；另外，因其检测结果依赖于比对的数据库，对比对数据库之外的数据无法查重，因此目前检测结果的查准率和查全率方面还是有局限性的。不过，对于图表、公式、数据的抄袭和篡改等行为的检测，目前已有机构正在研发当中，并取得了一定的效果，相信学术不端检测系统很快将取得比较大的进展。

## 四、 馆际互借与文献传递

### （一）馆际互借与文献传递介绍

馆际互借（Interlibrary Loan，ILL）也叫馆际借阅，是指图书馆之间根据协定相互利用对方馆藏文献以满足本馆读者文献需求的一种服务方式。文献传递（Document delivery）又称原文传递，是指将用户所需的文献复制品以有效的方式和合理的费用，直接或间接传递给用户的一种非返还式的文献提供服务。各图书馆由于本身性质、经费等限制，即使馆藏比较丰富，也难收尽国内外的各种文献，很难满足读者多样化的信息需求。因此，图书馆之间通过馆际互借和文献传递的方式互通有无，以更加充分地满足读者的需求。这种文献流通形式，目前不仅运用在地区范围和全国范围内的图书馆之间，而且发展到了国际范围内的馆际之间，打破了文献流通的空间范围界限。

现代意义的文献传递是在信息技术的支撑下从馆际互借发展而来，二者都是弥补单一图书馆的资源不足。但二者也有区别。文献传递服务是一种非返还式的服务，即将读者需要的期刊论文、学位论文、会议论文、科技报告、专利文献等的复制品提供给读者后，读者不再需要将这些复制品返还给图书馆。而馆际互借服务通常是一种返还式服务，一般提供中外文图书的外借服务，读者在规定期限内阅读完图书后，需要及时归还给图书所属的图书馆，否则将按规定被处以一定的罚款。另外馆际互借一般对成员馆用户免费服务，而文献传递通常是有偿服务。

（二）常用的馆际互借与文献传递服务方式

在馆际互借与文献传递活动中通常采用的具体服务方式有以下两种。

（1）直接到馆获取文献。直接到馆获取文献是建立馆际互借关系的图书馆之间，彼此为对方图书馆读者办理临时借阅证，读者凭借临时借阅证到借出馆借阅相关文献。此种方式一般针对图书的借阅，为早期图书馆开展馆际互借活动中常用的一种方式，此种方式要求借出馆可以对外馆读者进行身份验证，如德国和中国香港地区的馆际互借网络。

（2）馆际互借与文献传递系统。计算机技术、网络技术及数据库技术的成熟与发展，给馆际互借和文献传递服务创造了良好的外部环境，随之出现了各种资源共享的软件系统和馆际互借与文献传递系统。很多图书馆和情报机构开始引入相应的系统，使跨馆、跨地区、跨学科之间的文献通过网络技术进行交换或传递。针对图书，需要馆际互借时，读者只需通过系统向自己所在馆提出馆际互借请求，再由本馆的馆际互借员进行本地判断和资源定位，然后把该馆际互借请求直接发送给借出馆，再由专人从借出馆将文献传递给请求馆，最后由请求馆将文献传递给读者。针对文献传递，因为是非返还式服务，读者提交申请后，一般由馆际互借服务处之间直接通过传真、电子邮件等方式进行文献的传递，这种传递有的系统需要馆际互借员的中转，有的则可直接回复给读者，不需要馆际互借员的中转。

（三）常用馆际互借与文献传递服务系统

1. CALIS 馆际互借与文献传递系统

中国高等教育文献保障系统（China Academic Library & Information System，CALIS）管理中心于 2004 年 6 月启动了"CALIS 馆际互借/文献传递系统"，有时也简称为"CALIS 馆际互借系统"或"CALIS 文献传递系统"。该系统是 CALIS 公共服务软件系统的重要组成部分，其采用基于国际标准 ISO10160/10161 的馆际互借协议，通过协议机完成馆际互借的处理、跟踪至结算整个过程。目前，该系统由众多成员馆组成，包括利用 CALIS 馆际互借与文献传递软件提供服务的图书馆（简称服务馆）和从服务馆获取文献的图书馆（简称用户馆）。该系统已经实现了与图书馆馆藏目录系统、西文期刊篇名目次数据库综合服务系统、CALIS 统一检索系统等的集成。成员馆所在高校读者用户可以通过所在成员馆相关登录页面进行登录提交申请，直通车用户（目前仅对 CALIS 内部用户开通试用）可以直接通过 CA-LIS 馆际互借读者网关提交馆际互借申请，所有申请用户均可以实时查询申请处理情况。

用户在使用 CALIS 馆际互借/文献传递系统之前，应注意要先查询自己所在图书馆有无馆藏资源（包括纸本和电子全文），若本馆没有收藏，再在系统中提交；提交申请表单时，还要注意尽可能详细填写已知的文献信息（包括篇名、作者、刊名、年代、卷号、期号、起始页码等），以便馆际互借员能快速准确地查找和索取相关文献。

2. BALIS 馆际互借与文献传递系统

BALIS 是北京地区高校图书馆文献资源保障体系（Beijing Academic Library & Information System）的简称，它成立于 2007 年 11 月，是经北京市教委批准的，北京地区高校图书馆工作委员会（简称北京地区高校图工委）领导下的北京地区高等教育公共服务体系之一。其宗旨是在北京地区高校图工委的统一领导下，依托成熟的系统平台，充分利用北京地区高校丰富馆藏资源和高校间便捷的网络环境，采用集中式门户平台和分布式服务结合的方式，为北京地区高校读者提供原文传递与馆际互借服务。BALIS 下设原文传递、馆际互借、资源协调、培训四个中心。BALIS 原文传递中心设立在中国人民大学图书馆内，BALIS 馆际互借中心设在北京邮电大学图书馆内。

BALIS 馆际互借系统在系统技术上是集中控制，其应用系统软件安装在中心馆，各成员馆通过 Web 方式访问馆际互借系统。由中心馆负责各成员馆的账号申请、审批、补贴费用的申请及发放、物流费用的统计与结算。中心馆的对象是成员馆，由成员馆的馆际互借员直接面向最终用户，负责处理与读者间的馆际互借事务（包括审核账户、收退费用、馆际互借业务量及费用统计等）。

3. NSTL 馆际互借与文献传递系统

NSTL 是国家科技图书文献中心（National Science and Technology Library）的简称。它是科技部、财政部等六部委根据国务院领导批示于 2000 年 6 月共同建设的一个虚拟的科技文献信息服务机构，其目标是根据国家科技发展需要，采集、收藏和开发理、工、农、医各学科领域的科技文献资源，面向全国开展科技文献信息服务。其文献传递系统拥有科技外文期刊 15 500 余种，占据国内采集国外科技期刊品种数量的 60% 以上，拥有外文会议录文献5 000 多种、中文期刊 8 000 余种，以及多种其他类型文献信息资源。

## 五、 空间服务

近年来，随着信息技术的进步和文献资源数字化、网络化的发展，传统图书馆的功能区，尤其是与纸本书借阅相关的功能区使用率在逐渐下降，图书馆空间的功能和用途也随之发生了很大的变化，读者更希望图书馆能成为学习、交流和合作研究的场所。对于高校而言，图书馆空间服务也成为其服务整体转型升级的一个重要方面。目前，根据用户需求特征的差异，图书馆空间服务大致可划分为休闲阅读空间服务、信息共享空间服务、学习共享空间服务、研究共享空间服务、创客空间服务等几种模式。

1. 休闲阅读空间服务

现代图书馆包含着更高的文化素养和精神追求，很多图书馆都创设了休闲优雅的阅读空间，并在阅读空间的人文性、艺术性、创新性等方面做出各种举措，为读者营造舒适的阅读环境。如在图书馆走廊边设置休闲椅、沙发和茶几等，有的图书馆还提供咖啡、餐饮等相关服务。图书馆休闲阅读空间的再造是图书馆打破传统的沉闷形象、重视读者阅读体验的重要举措。自由、开放和舒适是图书馆休闲空间服务应当具有的基本特点。

2. 创客空间服务

创客源于英语 Maker，原意是制造者，是指不以盈利为目标，努力把各种创意变成现实的人。创客空间服务即为创客们的创造过程提供工作空间、网络空间、社交空间或资源共享空间的服务。全球第一家创客空间诞生于 1981 年的德国柏林。在国内，2013 年上海图书馆首先大胆地将原有的 780 平方米专利标准检索工具阅览室进行开放式设计，开辟了"创新空间"，提供了创新空间服务，标志着"创客空间"正式进入国内公共图书馆。高校图书馆自身独特的地位既决定了高校图书馆创客空间有别于公共图书馆创客空间，也有别于社会创客空间。高校图书馆创客空间服务主要体现出学科专业性和学术性特色，图书馆要综合实际状况，根据用户的特征结构以及习惯等相关因素，设计与制定与需求吻合的相关活动方案。

3. 信息共享空间服务

信息共享空间（Information Commons，IC）是图书馆建立的一种经过特别设计的一站式信息服务环境。在这一环境中，综合了图书馆空间、互联网、计算机软硬件设施和图书馆知识库等资源（包括馆藏纸本、数字化和多媒体等各种信息资源），并在技能熟练的图书馆参考咨询馆员、计算机专家、多媒体工作者和指导教师的共同支持下，为读者的学习、讨论和研究等活动提供一站式服务，目的在于培育读者的信息素养，促进读者学习、交流、协作和研究。信息共享空间服务是一种全新的集成式信息共享服务，它的特点主要在于具有：

① 在线的数字化环境。

② 新型的物理空间。

③ 一站式服务模式。

4. 学习共享空间服务

学习共享空间（Learning Common，LC）是随着 IC 研究和实践的不断深入而发展起来的，它是高校图书馆为适应大学教育体制改革，满足学生交互学习需求而营造的新型协作式学习环境。LC 发展了"以学习者为中心"的设计理念，更加强调通过各种手段来促进学生自主学习、交互式与协作学习，以及与教学的密切联系，它注重挖掘学习者的潜在需求，积极拓展图书馆资源来为学习者服务。

5. 研究共享空间服务

研究共享空间（Research Commons，RC）也称学术共享空间，创新发现空间，是图书馆在 IC 与 LC 基础上进一步发展而出现的，它主要是为高校研究生、教师及科研人员之间交互、协同与探索研究提供支持而构建的一个信息服务环境。RC 为师生提供了一个知识创新、发展和研究的活动空间，它与 LC 不同，LC 主要是为学生，尤其是本科生设计的，侧重于收集信息与交互性学习，通常用来满足课程和日常学习的需求；而 RC 主要用于知识创造，如课题创新、研究论文等。RC 是 LC 的高级阶段，是 LC 向服务深化和专业化发展的一种模式，它也是图书馆发展为最高形式——全球信息共享空间（Global Information Commons，GIC）的一个转折点。

图书馆 RC 的构建对图书馆的发展是一个重要的契机，同时也是一个挑战。虽然国内外图书馆 RC 发展有一些差距，但是国内图书馆学者在积极吸收先进思想的同时，正在努力探索并创造适合我国国情的图书馆发展事业，为未来 RC 的发展及过渡到 GIC 奠定良好的基础。

# 第四节　图书馆高级服务

在知识经济时代，知识对生产力的推动作用尤为明显，图书馆作为知识储存地，传统的基本服务方式已远远不能满足现代用户的需要，从而催生了主动信息服务这一与现代图书馆的发展相适应的更高级的服务模式。下面对图书馆开展的高级信息服务方式做一介绍。

## 一、情报调研

### （一）情报调研介绍

情报调研是指图书馆根据国家、地区、单位等有关部门的某一特定任务的信息要求，广泛收集文献，必要时进行实地考察，对收集来的信息资料进行分析对比、推理判断和归纳整理，并将研究成果用综述、述评、研究报告、专题总结等三次文献形式编写出来，提供给决策部门和研究人员参考的一种服务形式。情报调研的结果是提供一种创造性的再生信息，它是以已有的知识成果为基础，以对信息的分析研究和预测为手段，以提供最新的参考信息为目的的服务方法。情报调研属于高级形式的文献信息服务，难度很大，对学术性、专业性和战略性都要求很高。因此，从事情报调研服务的人员不仅要具有很高的业务知识和英语水平，而且要有一定的政策观念和语言表达能力。

### （二）情报调研的特点

情报调研是科学研究的一部分，其具有一般科学的通性，也具有自己的特点。

（1）针对性。情报调研是为解决某一特定问题而开展的，调研的成果要针对性地解决某一问题，提供决策支持。实际工作中情报调研课题一般都会结合本地区经济建设任务、本学科专业的重大问题或本部门急需攻克的技术难关等来选题。

（2）综合性。情报调研不仅和自然科学技术关系密切，而且渗透和融合了社会科学的内容，需要自然科学、社会科学的多种研究方法，多学科联合、多方面合作才能完成。有时还需要考虑各种外部条件因素，综合考虑文献信息和实情调查，才能提供符合实际情况的信息。因此情报调研具有明显的综合性，只有做到把科学技术、生产情况、市场信息三者相结合，才能做好情报调研工作。

（3）预测性。情报调研是为决策提供依据的，决策只有建立在预测的基础上，才是科学的决策。因此情报调研同样具有预测性。

（4）科学性。情报调研是建立在广泛深入的调查研究和大量客观事实的基础上的一项科学研究活动，必须经过科学的分析、推理、判断、综合等方法，掌握事物的内在规律，才能形成对事物的正确认识，从而指导科学实践。

（三）情报调研的基本程序

一般情报调研工作的开展可从以下几个方面来进行。

（1）确定选题。开展课题研究首先是从提出问题、选择题目开始的。课题选得好，可以事半功倍，课题选题不当，则可能半途而废。选题要遵循科学性、可行性、创新性、需要性和效益性等原则。

（2）制订调研计划。课题确定后，要根据课题要求，制订周密的研究计划，按计划有序开展工作。计划内容包括阐明课题目的，拟定调研大纲，组织分工，规定工作进度和实施步骤等。

（3）搜集和积累资料。针对课题，通过各种方法和途径（包括实地调查）搜集情报资料，并将这些收集到的零星资料和数据积累起来，以便后续应用。注意尽可能搜集齐全，不得有重大遗漏。

（4）分析研究资料。这是情报调研最关键的阶段，包括分析和综合两个过程。分析是对资料进行细致的考察、鉴别，判断其可靠性、先进性和适用性，并据以进行筛选，剔除不可靠的或不需要的资料，对需要的资料进行整理。综合是指运用逻辑的、数学的或直觉的方法对分析得到的信息进行全面的概括与归纳，从中找出事物的共性和特性，必要时可在此基础上提出自己的观点、建议或方案，也可进行预测，即根据事物过去的发展规律推断其未来发展趋势，或根据已知事物的特征推断未知事物的特征。

（5）撰写调研报告。分析研究结束后，即根据课题的要求，撰写综述报告、述评报告、研究报告或预测报告等。报告一般均应包括序言、正文、结论、参考文献等部分。内容应包括该研究课题所要解决的问题及有关背景、与课题有关的情况和数据等，根据需要，有的报告还要提出独立的见解、观点、建议、方案和预测。

（6）报告反馈评价。在写出研究报告以后，为了评价该调研成果，可根据用户反馈信息召开专门会议进行审议。

## 二、科技查新

（一）科技查新介绍

科技查新，全称为科技项目查新咨询，简称查新，是通过文献检索和对比分析对某一科技项目的新颖性做出判断的信息咨询活动和文献查证工作。查新应该算情报调研工作的一种常见类型，目前在图书馆普遍存在，也是高校读者需求比较多的一项服务。查新以文献为基础，以文献检索和情报调研为手段，以检出结果为依据，通过综合分析，对查新项目的新颖性进行情报学审查，写出有依据、有分析、有对比、有结论的查新报告。查新有较严格的年限、范围和程序规定，有查全、查准的严格要求，要求给出明确的结论，查新结论具有客观性和鉴证性。

（二）科技查新的作用

1994 年 10 月，国家科委发布的《科学技术成果鉴定办法》中"鉴定程序"一节要求，申报资料中必须包括有国家科委、国务院有关部门和省（自治区、直辖市）科委认定的、有资格开展检索任务的科技信息机构出具的检索材料和查新结论报告。因此，查新工作的主要作用在于可以为科研项目的立项以及成果的鉴定和管理提供一种可靠的文献依据。

（1）为科研立项提供客观依据。在科研项目正式立项之前，首要的工作是全面、准确地掌握国内外的有关情报，查清科研课题在国内外是否已研究开发过。通过查新可以了解科研课题在论点、研究开发目标、技术路线、技术内容、技术指标、技术水平等方面是否具有新颖性，以避免重复劳动。

（2）为科技成果的鉴定、评估、验收、转化、奖励等提供客观依据。科技成果的鉴定、评估、验收、转化、奖励工作中，若无查新部门提供可靠的查新报告作为文献依据，只凭专家小组的专业知识和经验，则有可能出现错漏或不公之处。高质量的查新，结合专家丰富的专业知识，可防止或减少上述现象的发生。

（3）为科技人员进行研究开发提供可靠而丰富的信息。查新机构一般具有丰富的信息资源和专业情报人员，可检索的数据库内容完备，新颖性强。因此，科研人员在课题研究过程中查新，可以随时了解同类项目的进展，为后续研究提供参考或及时调整自己的研究方向。

（三）科技查新的类型

科技查新的类型多样。按照科技查新的目的划分，可分为科研立项、成果鉴定、申请奖励、申报专利及新产品、技术引进、博士论文开题等的查新。根据查新课题的级别，可分为国家级、省部级或地市级别的查新；各级各类科技计划、各种基金项目等的查新。根据查新文献的范围可分为国内查新、国外查新和国内外查新。查新实际操作过程中最常见的是科研立项与成果鉴定查新。

（四）科技查新的步骤

（1）申请查新，接受课题。查新委托人（用户）首先要到具有查新资格的查新工作站提出查新要求。我国的查新工作站分为国家科委批准建立的国家级查新单位和各部委批准建立的查新单位两大类，如教育部科技查新工作站。委托人需按查新站要求填写查新合同并提交查新必需的相关材料，如项目的科技资料、技术路线或指标、查新要点、中英文检索词、参考文献或课题组发表文献、项目背景、项目的申请书、课题组成员名单等。查新机构要确认查新委托人提交的材料是否齐全，确认是否能满足委托人的查新要求、查新时间等，如果可以接受查新委托，即与委托人签订正式查新合同，受理查新。查新合同具有法律效力。

（2）分析课题，实施检索。在这个过程中，查新员要认真分析查新课题，仔细阅读查新委托人提供的相关资料，了解查新项目的科学技术要点，明确查新要点及要求。必要时还可以请查新委托人当面详细介绍查新课题的技术重点等，也可以向相关专家咨询。之后选择好需要检索的数据库系统或检索工具，拟定检索词和检索策略，确定检索途径与方法，实施检索。

（3）获取资料，对比分析。查新人员对检索出的文献进行综合分析，将检出文献（现有技术）与查新课题的技术要点进行比较，筛选出与查新课题内容相关的文献。若相关文献与查新课题内容相似，则该课题的新颖性被否定；若查新课题的要点技术未见他人披露，则该课题具有创新性。

（4）分析结果，完成报告。查新员把文献对比分析的结果写成证明书，即查新报告。查新报告即查新机构用书面形式就查新要点及其结论向查新委托人所做的正式陈述。查新报告只是客观、如实地反映查新课题文献与现有技术比较的结果，并不对课题的水平进行评价（水平评价由同行专家负责）。

## 三、学科化服务

### （一）学科化服务介绍

学科化服务又称学科馆员服务，是指图书馆设专人即学科馆员，与某一个院系或学科专业作为对口单位建立联系，在院系、学科专业与图书馆之间架起一座桥梁，相互沟通，为用户主动地有针对性地收集、提供文献信息的服务。学科馆员是具有某种学科背景同时受到过文献情报专业训练，向特定学科领域的用户提供深层次、个性化信息获取与利用服务的复合型专业人才。学科馆员一般能有针对性地为教学、科研提供有力的帮助。

### （二）学科化服务的作用

图书馆提供学科化服务，可以提高图书馆的综合业务水平，具体主要体现在两个方面：其一，学科馆员由具有一定水平的专业人才担任，他们能对图书馆的文献开发有针对性地提供给读者，使图书馆的资料得以充分利用，有助于提高文献的利用率；其二，学科馆员本身不仅对图书馆的馆藏文献资源较为熟悉，而且对其服务的院系的文献资源也比较了解，学科馆员可以根据对口院系学科设置和科研的需求，为图书馆采购图书期刊资料提出合理的建议，使图书馆的馆藏文献资源更为合理，使新的文献信息及时得到宣传、利用。

### （三）学科化服务的主要工作内容

学科化服务主要是由学科馆员在对口院系或专业的相关人员的配合下完成。学科馆员的主要职责包括：

① 负责试用、评价图书馆采购的对口院系学科的参考工具书和电子资源，定期征求对口院系的用户对图书馆资源建设、服务内容的意见和要求，反馈给本馆相应人员以作为图书

采购的科学依据。

② 定期编写对口院系学科的读者参考资料，包括利用图书馆的主题指南和新资源使用指南等。

③ 负责搜集、鉴别和整理对口院系学科的网络信息资源，并在图书馆主页上按学科大类建立链接网页。

④ 定期为对口院系进行文献信息检索知识培训。

⑤ 协助教师进行相关课题的文献检索，提供定题服务和决策参考服务。

⑥ 协助相应院系的教学，包括提供教学参考书、参考课件、参考数据库等。

⑦ 协助院系资料室开展工作，提供图书文献建设方面的咨询和指导。

⑧ 协助附属医院图书馆做某方面课题网络资源培训。

⑨ 协助图书馆选择相关学科的图书、期刊等文献。

## 四、 知识服务

（一）知识服务介绍

知识服务是指从各种显性和隐性知识资源中按照人们的需要有针对性地提炼知识和信息内容，为用户提出的问题提供知识内容或解决方案的信息服务过程。知识是系统化、理论化的信息。信息是知识的基础，信息服务也是知识服务的基础。信息服务体现的是一种检索和传递的服务，它不涉及隐性知识的开发；知识服务体现的是解决办法的智力服务，它需要挖掘蕴藏在显性知识中的隐性知识。因此，知识服务是信息服务的深层次服务，是信息服务的升华，它需要在信息的搜索、收集、组织基础上，融入分析、加工、重组、创新，对信息进行深层次开发和利用，再将所形成的知识传送给用户。

（二）知识服务的特点

知识服务有不同于信息服务的几个明显特点。

（1）针对性。知识服务是对特定用户的特定需求提供知识服务的过程，需要根据不同用户的具体需求、服务的环境条件等提供不同的个性化、定制化服务。因此，即使对同一问题的用户，知识服务也会根据问题解决过程中各阶段的不同特点和外在因素的变化而产生不同的解决方案。可以说，每个用户的方案是唯一的、特定的。

（2）高度专业性。知识服务所形成的"信息产品"是经过加工打造的知识产品，是有材料、有分析、有结论的完整方案。因此，知识服务需要服务者具备高度专业化的知识和技能。

（3）创造性。知识服务是通过自身的知识创新，在满足用户需求的过程中，帮助用户实现创新，它是对知识和信息的有效利用和再创造，是一种高智力型难以复制的创新服务。

（4）交互性和动态性。知识服务是用户导向的，其服务过程需要用户的参与，而用户的信息行为也是处于动态变化中的，随着环境等外部因素的变化和用户需求问题解决的不断深入，用户需求也会变化。因此，服务双方需要通过持续的信息和知识交流，以保证最大限度地满足用户需求。

（5）效益性。竞争是市场经济中的一种基本属性，经济效益也是知识经济建设和图书馆知识服务的最终目的。图书馆开展知识服务的效果一方面要看为知识经济建设提供了多少知识产品，另外也要看用户取得了这种知识产品后，是否获得了对问题的选择方案或决策依据和解决办法，以及其带来的经济效益。

（三）图书馆知识服务的主要模式

图书馆目前开展知识服务的主要模式有以下几种。

（1）学科评价。学科评价也称学科评估、学科竞争力评价，是指利用相关学术信息对学科发展的阶段、现状、水平、前景和学科结构及学科之间的相关度等进行评价。以往，学科评价一般是指对具有研究生培养和学位授予资格的一级学科进行整体水平评估，国内较为认可的也是教育部学位中心组织的学科评估。但如今国际上，很多教育评价机构都有针对国内外大学、商学院或 MBA 的排名，也产生了一系列的社会和商业影响，如英国泰晤士高等教育世界大学排名、英国 QS 世界大学排名、美国 U. S. News 世界大学排名，国内有中国软科世界大学学术排名、中国大学排行榜（CNUR）版、武汉大学中国科教评价网版等。在国际大形势影响下，国内高校图书馆也陆续开展了很多针对各专业领域内的一级或二级学科评价，通常选择相关的计量指标，如声望、人力资源、科研投入、科研成果、科研合作等，再通过加权后形成对各机构学科的排名。相比较教育部或专门的评价机构而言，高校图书馆开展的学科评价更有针对性，可涉及二级学科或更细的分支，对本校或本领域内的学科发展具有参考作用。

（2）学术竞争力评价。学术竞争力评价一般针对的是高校。高校的学术表现既体现了高校的科研实力，也体现了高校的整体实力。对高校的学术表现进行分析和评价可以找出各高校科研存在的优势和差距，为高校制定科研和学科发展战略，进行科学化、规范化管理提供依据，以提高我国高校的科研竞争力，进而提高高校的整体实力。目前，图书馆在开展高校学术竞争力评价方面，多运用科学引文索引（SCI）数据库、基本科学指标数据库（ESI）等对大学的研究产出进行评价，也有一些图书馆在此基础上深化分析内容和增加指标体系，形成不同角度的学术竞争力评价报告。如北京大学图书馆发布的《北京大学科研实力分析报告》，对北京大学学术论文方面的科研竞争力进行了量化评估；复旦大学图书馆则从不同院系或领域科研实力的分析入手，形成了《某专业的学科地位分析》《某领域研究热点分析》《某学院科研能力评估》《某大学人文社会科学论文产出全景分析》《某大学科研竞争力分析》等多个报告体系。

（3）人才评价。经济全球化使得人才流动已成为市场常态。高层次人才的竞争和引进也成为了高校发展的一项重要的战略性工作。高校图书馆拥有丰富的数据资源和高素质的学科馆员，在开展人才评价服务方面具有得天独厚的优势。目前图书馆对人才评价通常采用论文数、引文数、篇均被引数、高被引论文数等指标，有的图书馆还开发了统计分析程序或教师绩效数据库，在测评指标上除了论文外，还增加了科研项目、科研获奖、承担课时、教学获奖、精品课程的统计分析等指标。

（4）前沿热点趋势预测。学术论文作为科研成果的主要载体之一，蕴含着大量科学研究主题，分析学术论文的研究主题及其演化脉络，可以清楚掌握学科的研究热点与前沿，追溯学术研究发展的轨迹。目前图书馆一般采用对目标学科研究论文中的关键词进行共词分析，做引文耦合和共被引研究，通过文献计量学分析和比较，了解相关领域的科研动态和变化规律，从而判断出当前的研究热点和未来的研究趋势。

（5）大数据挖掘。大数据通常是指用现有的计算机软硬件设施难以采集、存储、管理、分析和使用的超大规模的数据集。大数据具有规模大、种类杂、快速化、价值密度低等特点。但大数据的"大"也只是一个相对概念，没有具体标准。大数据挖掘一般就是指从大量的数据中通过算法搜索和分析出隐含的、事先未知的潜在有用的信息。大数据挖掘涉及计算机科学、统计学、数据分析处理、情报检索、机器学习、专家系统、模式识别等诸多方法学。图书馆在开展大数据挖掘服务中，除了可以做上述前沿热点趋势预测外，还可以从文献的时间、发文量、作者、机构、期刊等多维度以及各维度之间共现合作等关系来进行描述统计，并绘制相应的知识图谱及突变视图等，从而探究揭示某一领域的研究态势，为学者整体把握领域的发展状况提供依据。

## 五、 用户培训

用户培训，也称为读者培训、读者教育、用户教育等，是指为使用户（包括潜在用户）认识、熟悉乃至熟练掌握图书馆的各项资源、服务和设备，通过正式与非正式的方式开展的多样化培训和教育工作，最终让用户具备独立使用多种信息资源的能力。

（一）用户培训的意义

（1）用户培训可以使更多的潜在用户成为当前用户，充分实现图书馆的价值。图书馆通过向读者提供丰富的馆藏资源和便捷的信息服务来体现其价值。因此可以说，读者才是图书馆的核心，没有读者，图书馆也就失去了存在的意义。用户培训有助于将分散的潜在的读者变为图书馆的当前读者。将潜在读者转变成当前读者是图书馆利用率提高的最快捷、最有效的途径。只有激起更多用户的信息需求热情，向他们宣传图书馆，使更多的人成为图书馆的读者，图书馆事业才能进入良性循环，图书馆价值才能充分实现。

（2）用户培训可以帮助用户提高学习研究的能力。通过对用户的教育和培训，能够提高用户的信息素养，强化其信息意识，逐步形成敏锐的文献信息注意力，并可帮助他们提高运用现代化技术手段的能力，掌握利用信息知识的技能，从而提高自主学习和研究的能力。

（3）用户培训有助于进一步提高图书馆的工作水平。用户培训有利于图书馆与用户之间的沟通，使得图书馆有更多机会接触到更广泛的各类读者，能及时了解他们的需求，从而提高服务水平。同时读者在培训中不断提高自身的信息意识和信息能力，他们会对图书馆的工作提出更高的要求，从而也会促进图书馆信息工作的不断改革，加速其自身发展。

（二）用户培训的方式

（1）列入课表的课程。授课是教育活动中最为普遍的一种方式，在图书馆用户培训工作中，它也是一种重要的教育模式。目前，我国很多高校图书馆面向本校本科生、研究生、夜大生等不同层次的用户开展了基础性的信息素质教育或文献检索课程，使他们可以系统地掌握信息检索知识，了解图书馆的资源，为大学学习、论文撰写及个人发展提供帮助。

（2）讲座。讲座一般是针对某特定方面的知识，特别是数据库资源，在较短的时间内，对读者进行集中培训学习，提高其信息检索技能。讲座通知通常会在图书馆网站上发布，用户可自行选择参加。目前，有的图书馆还允许用户预约培训，用户可以根据预约表单自行选定培训内容、时间和场地，图书馆负责培训的馆员将根据预约情况免费提供专门讲座培训。此外，有的图书馆馆员还主动与学校各系联系，根据各院系信息需求情况有针对性地提供特定方面内容的上门培训。

（3）群体参观。这种形式主要是针对图书馆的新读者群，如入学新生，由馆员带队进入图书馆参观并做适当讲解。目的是让读者尽快地熟悉图书馆，包括图书馆的环境、文献分布情况、目录设置情况、服务项目、规章制度等。参观过程中，读者有机会认识图书馆工作人员，促进他们积极主动地寻求图书馆工作人员的帮助。

（4）个性化导读。又称阅读指导服务，简称导读，是图书馆针对各类型读者，采取各种措施主动诱导读者的阅读行为，提高其阅读意识、阅读能力和阅读效益的一种教育活动。个性化导读服务的方式多种多样，包括：

① 语言性导读：是通过导读工作者与读者之间的谈话来完成导读活动，如交谈、讲座、讨论会等形式。

② 文字性导读：是通过内容丰富、形式多样的文字材料为读者提供导读，材料的内容可深可浅、可专题、可系统，如图书馆使用手册、数据库检索指南等。

③ 实物性导读：是通过实物来引发读者阅读兴趣、阅读需求的一种导读方式，如书刊展览等。

④ 声像性导读：是利用录音、录像、电视、电影以及最新的 Flash 动画等视听资料进行导读的方式，是对传统导读服务方式的补充。

（5）网上教育。随着网络的普及，依托网络开展用户培训也成为图书馆开展用户教育重要方式，如网上课件、在线视频、慕课、微课等。有的图书馆还利用图书馆官方微博、微信与读者及时开展互动，实现随时随地进行用户培训。

用户培训是高校图书馆实现教育职能的重要途径，是信息素养教育的重要组成部分。各高校图书馆在探索和相互学习过程中，虽然将用户培训工作开展得各有特色，但面对不断变化的信息环境和读者需求，用户培训的方式和内容也要因地制宜，因时制宜，不断创新，不断发展，摸索出更加适合读者需求的培训模式。

本章小结

在线题库

思考题

# 第三章　医学文摘数据库检索

1. 掌握：SinoMed、PubMed、Embase、CINAHL 和 Web of Science Core Collection 的检索方法与技巧；SinoMed、PubMed、Embase、CINAHL 和 Web of Science Core Collection 的检索结果处理方法；PubMed 的 MeSH 主题词表结构、功能和应用。

2. 了解：SinoMed、PubMed、Embase、CINAHL 和 Web of Science Core Collection 的文献涵盖范围和各自的专长领域。

医学文摘数据库是将各种医药卫生文献的书目记录，如题名、作者、出处（包括刊名、年、卷、期、页码）、摘要和作者地址等信息，按照一定规则集成为一个规范的相互关联、独立于程序、存储于计算机存储设备上的数据集合。这类数据库是目前医学信息检索中最重要的数据来源，其收录文献较全面，检索界面比较友好，提供较多的检索方法和技巧，如主题检索、药物检索、作者检索和高级检索等，使得应用一定检索方法检索到的某领域的文献精准和齐全。目前医学文摘数据库也提供全文链接。本章主要介绍几个重要的医学文摘数据库的检索方法和使用技巧。

## 第一节　中国生物医学文献服务系统

### 一、概况

中国生物医学
文献服务系统
的 5 个子库

中国生物医学文献服务系统（SinoMed）是由中国医学科学院医学信息研究所开发研制的生物医学文摘网络数据库系统。该系统涵盖文献资源丰富、专业性强，能全面、快速反映国内外生物医学领域研究的新进展，学科范围广泛，年代跨度大，更新及时。目前该系统整合了以下 5 个子库的内容：中国生物医学文献数据库（CBM）、中国生物医学引文数据库（CBMCI）、西文生物医学文献数据库（WBM）、北京协和医学院博硕士学位论文库（PUMCD）、中国医学科普文献数据库（CPM）。

SinoMed 系统的网址为 http：//www.sinomed.ac.cn/，其主页如图 3-1 所示。

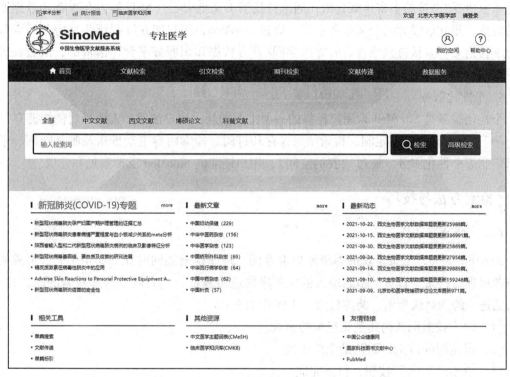

图 3 - 1　SinoMed 主页

## 二、 系统功能特点

### 1. 数据深度揭示、准确规范

SinoMed 注重数据的深度揭示与规范化处理。其根据美国国立医学图书馆《医学主题词表（MeSH）》（中译本）、中国中医科学院中医药信息研究所《中国中医药学主题词表》以及《中国图书馆分类法·医学专业分类表》对收录文献进行主题标引和分类标引，以更加深入、全面地揭示文献内容。同时，CBM 还对作者、作者机构、发表期刊、所涉基金等进行规范化处理，标识第一作者、通讯作者，持续提升作者、机构、期刊、基金检索的准确性与全面性。

### 2. 检索功能强大，方便易用

系统提供跨库检索、快速检索、高级检索、智能检索、主题词表辅助检索、主题与副主题扩展检索、分类表辅助检索、多维限定检索、多维筛选过滤、多知识点链接等文献检索功能，拓展被引文献主题、作者、出处、机构、基金等引文检索功能，新增检索词智能提示、通讯作者/通讯作者单位检索、检索表达式实时显示编辑等功能，使检索过程更快、更便捷、更高效，检索结果更细化、更精确。

### 3. 全文服务方式多样、快捷高效

在整合多种原文链接信息的基础上，继续拓宽全文获取路径，立足中国医学科学院医学

信息研究所/图书馆的丰富馆藏，依托国家科技图书文献中心（NSTL）及与维普等数据服务商的合作，建立起强大的全文服务系统。通过 SinoMed，用户能在线阅读北京协和医学院硕博士学位论文，直接链接维普、万方医学网/万方数据知识服务平台、编辑部、出版社等文献原文（含 OA 期刊），或通过申请付费方式进行原文索取。

4. 个性化服务

个性化服务是 SinoMed 为用户提供的一项重要功能。用户注册个人账号后便能拥有"我的空间"，享有检索策略定制、检索结果保存和订阅、检索内容主动推送及邮件提醒、学术分析定制等个性化服务。通过"我的空间"，用户还能向 SinoMed 反馈意见和建议。

## 三、 检索方法与技巧

### （一）跨库检索

进入 SinoMed，主页呈现的即跨库检索界面。跨库检索能同时在 SinoMed 平台集成的所有资源库进行检索。首页的检索输入框即跨库快速检索框，其右侧是跨库检索的高级检索，单击后进入跨库高级检索。跨库检索基本操作如下：

（1）输入检索词或构建逻辑组配检索式。

（2）限定时间范围，默认是全部年代。

（3）单击"检索"按钮，检索完成。

（4）选择检索结果集进行浏览。

### （二）快速检索

快速检索默认在全部字段内执行检索，且集成了智能检索功能，使检索过程更简单，检索结果更全面。其默认为跨库检索，通过页面右上方下拉列表可选择 CBM、WBM、PUMCD 和 CPM 4 个子库进行单库检索。快速检索主要包括以下检索技术。

1. 逻辑组配检索

常用的逻辑运算符有 3 种，分别为"AND"（逻辑"与"）、"OR"（逻辑"或"）和"NOT"（逻辑"非"），三者间的优先级顺序为：NOT > AND > OR。AND 表示检出记录中同时含有检索词 $A$ 和检索词 $B$；OR 表示检出记录中含有检索词 $A$ 或检索词 $B$；NOT 表示在含检索词 $A$ 的记录中，去掉含检索词 $B$ 的记录。

输入多个检索词时，词间可用空格分隔，默认为"AND"逻辑组配关系。

2. 通配符检索

通配符检索即截词检索，指在检索词中使用通配符的一种检索方式，可用于提高检索效率。SinoMed 支持两种截词检索，分别为单字通配符（?）和任意通配符（%）。通配符的位置可以置首、置中或置尾，如胃?癌、肝%疫苗、%PCR。单字通配符（?）替代一个字符，如输入"血?动力"，可检索出含有以下字符串的文献：血液动力、血流动力等；任意通配符（%）替代任意多个字符，如输入"肝炎%疫苗"，可检索出含有以下字符串的文献：肝炎疫苗、肝炎病毒基因疫苗、肝炎减毒活疫苗、肝炎灭活疫苗等。

3. 短语检索

需要将多个英文单词作为一个检索词时，或者检索词含有特殊符号"–""（"时，需要用英文半角双引号标识检索词，如"hepatitis B virus""1，25–（OH）2D3"。

4. 智能检索

智能检索是基于词表系统，将输入的检索词转换成表达同一概念的一组词的检索方式，即自动实现检索词及其同义词（含主题词、下位主题词）的同步检索，是基于自然语言的主题概念检索。智能检索支持词与词间的逻辑组配检索，对可组配检索词数量没有限制。

5. 二次检索

二次检索是指在已有检索结果的基础上再检索，逐步缩小检索范围。在检索结果页面的检索输入框键入新的检索词，勾选"二次检索"复选框，单击"检索"按钮即可完成二次检索。二次检索表示在上一个检索结果范围内进一步查询，与上一个检索词之间的关系为"AND"。

6. 检索历史

最多能保存 200 条检索表达式，可实现一个或多个历史检索表达式的逻辑组配检索。检索策略可以保存到"我的空间"和邮箱订阅。

（三）高级检索

高级检索支持多个检索入口、多个检索词之间的逻辑组配检索，方便用户构建复杂检索表达式。SinoMed 中 CBM 的高级检索页面如图 3–2 所示。以下是高级检索的使用说明。

1. 构建检索表达式

每次可允许输入多个检索词，输入框中只支持同时输入 AND、OR、NOT 或空格中的一种逻辑运算符。检索表达式可实时显示编辑并可直接发送至"检索历史"。

2. 常用字段

常用字段由中文标题、摘要、关键词、主题词四个检索项组成。

3. 核心字段

核心字段由中文标题、关键词、主题词三个检索项组成。

4. 智能检索

智能检索可实现检索词及其同义词（含主题词）的扩展检索。

5. 输入词提示

输入词提示是对作者单位、第一作者单位、通讯作者单位、刊名、基金字段支持规范名称的提示。

6. 关联提示

对作者、第一作者、通讯作者字段支持关联规范机构名称的提示。

7. 精确检索

检索结果与检索词完全匹配的一种检索方式，适用于作者、分类号、刊名等字段。

**8. 限定检索**

可以对文献的年代、文献类型、年龄组、性别、研究对象等特征进行限定。

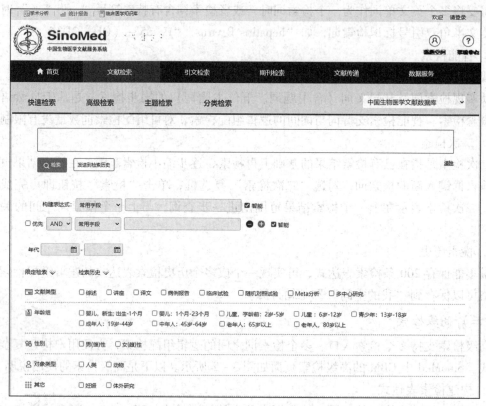

**图 3 - 2    CBM 的高级检索页面**

## （四）主题检索

主题检索是基于主题概念检索文献，支持多个主题词同时检索，有利于提高查全率和查准率。通过选择合适的副主题词、设置是否加权（加权检索）、是否扩展（扩展检索），其可使检索结果更符合检索需求。输入检索词后，系统将在《医学主题词表（MeSH）》中文译本及《中国中医药学主题词表》中查找对应的中文主题词，用户也可通过"主题导航"浏览主题词树查找需要的主题词。主题检索起始界面如图 3 - 3 所示。

**1. 主题词标引与主题词检索**

主题词标引是指为准确揭示某一篇文章的内容特征，根据文章的需要给出多个主题词，以确切描述这篇文章内容重点的过程。最能反映文章主要内容的主题词用星号加以标识。SinoMed 依据《中文医学主题词表》进行主题词检索。《中文医学主题词表》包括《医学主题词表（MeSH）》中译本和《中医药学主题词表》的内容。

**2. 主题词表检索窗口**

在主题检索起始界面的输入框键入检索词，单击"查找"按钮，系统显示含有该主题

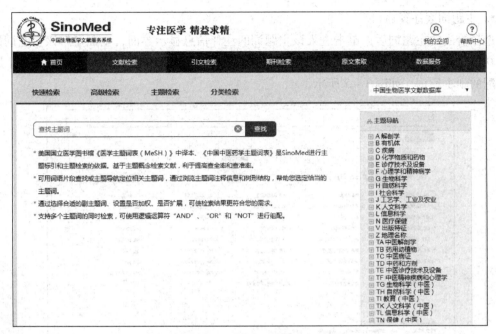

图 3 - 3　主题检索起始界面

词的主题词轮排表。主题词轮排表显示主题词和同义词（款目词），词条中带有"见"字时，表示前面的词为主题词的同义词，后面的词为主题词；词条中无"见"时，前后均为主题词，如图 3 - 4 所示。

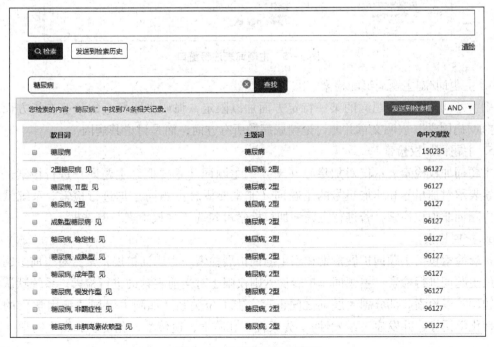

图 3 - 4　主题词表检索窗口

3. 主题词表注释窗口

选择恰当的主题词后，单击进入该主题词的注释信息显示界面，全面了解该主题词的各种注释信息和树形结构，以确认是否和检索主题一致。同时用户也可在该页面选择该主题词可组配的副主题词，如图 3-5 所示。

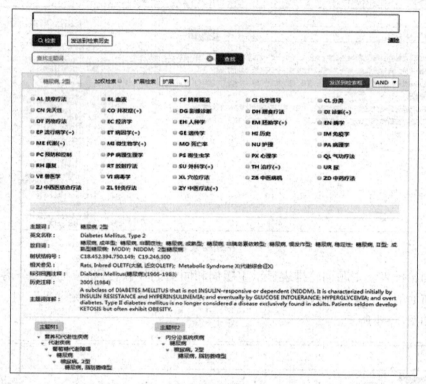

图 3-5  主题词表注释窗口

4. 主题词/副主题词组配检索

副主题词用于对主题词的某一特定方面加以限定，强调主题概念的某些专指方面。如"糖尿病/病因学"表明文章并非讨论糖尿病的所有方面，而是讨论其病因。

5. 主题词加权检索

主题词加权检索表示仅对加星号（＊）的主题词（主要概念主题词）进行检索，非加权检索表示对加星号和非加星号的主题词（非主要概念主题词）均进行检索。系统默认状态为主题词非加权检索，若进行主题词加权检索可勾选"加权检索"复选框。

6. 扩展检索

扩展检索包括主题词扩展检索和副主题词扩展检索。主题词扩展检索指对当前主题词及其下位主题词进行检索；主题词非扩展检索则仅限于对当前主题词进行检索。系统默认状态为主题词扩展检索。部分副主题词之间也存在上下位关系，如副主题词"病因学"的下位词包括化学诱导、并发症（继发性）、先天性、胚胎学、遗传学、免疫学、微生物学（病毒学）、寄生虫学、传播、中医病机等。副主题词扩展检索指对当前副主题词及其下位副主题词进行检索；副主题词非扩展检索则仅限于对当前副主题词进行检索。系统默认状态为副主题词扩展检索。

选择好上述选项后单击"发送到检索框"，然后单击"检索"按钮，即可完成主题检索。

（五）分类检索

分类检索是从文献所属的学科角度进行查找，其支持多个分类类目同时检索，能提高族性检索效果。《中国图书馆分类法·医学专业分类表》是 SinoMed 文献分类标引和分类检索的依据。分类检索可用类名查找或分类导航定位具体类目，通过选择是否扩展、是否复分，使检索结果更符合检索需求。分类检索主要有两种操作方式。

1. 分类号扩展检索

在分类检索界面检索框中输入类名检索词；从命中类名列表中选择准确类名；根据需要选择是否扩展检索，扩展检索表示对该类号及其下位类号进行查找；对于可复分的类号，选择复分组配检索（可选择多个复分号）；单击"发送到检索框"，然后单击"检索"按钮，即可完成分类号扩展检索。

2. 通过分类导航检索

在分类检索界面右侧的分类导航中，依据分类树逐级展开，直至浏览到所需要的类目后单击类目名称进入分类号检索界面，根据检索需求选择是否扩展和复分，完成分类检索。

（六）期刊检索

期刊检索支持对中文学术期刊、科普期刊及西文学术期刊进行一站式整合检索，用户可直接查看某刊某年、卷、期发表的文献。两种检索方法如下：

（1）在期刊检索界面，从"检索入口"处选择刊名、出版地、出版单位、期刊主题词或者 ISSN 直接查找期刊，单击查找到的期刊刊名后，即可进入该刊内容浏览页面，既可以按年、卷、期浏览文献，也可以在此刊范围内输入检索词查找特定文献。

（2）通过期刊检索主页面的"首字母导航"逐级查找浏览期刊，直至找到自己需要的特定期刊。

SinoMed 为每种期刊分配了内部编码，期刊更名时内部编码不变。选择"含更名"检索，可检索出指定期刊及其更名期刊的文献。

（七）引文检索

引文检索支持从被引文献题名、主题、作者/第一作者、出处、机构/第一机构、资助基金等途径查找引文，帮助用户了解感兴趣的科研成果等在生物医学领域的被引用情况。其能针对被引文献作者、机构、出处、资助基金等检索项提供智能提示功能；支持发表年代、施引年代的限定检索，亦支持对检索结果从发表时间、期刊、作者、机构、期刊类型维度做进一步聚类筛选。

（八）单篇搜索

单篇搜索是 SinoMed 提供的一个小工具，以帮助用户从 CBM 或 WBM 中快速精确查找特定文献。其入口在首页左下方"相关工具"处。

（九）我的空间

用户在线注册后便能拥有 SinoMed 的"我的空间"，享有检索策略定制、检索结果保存和订阅、检索内容主动推送及邮件提醒、引文跟踪等个性化服务。SinoMed"个人用户"无须二次注册，直接使用系统注册时所用的用户名和密码即可登录"我的空间"，但"集团用户"下的子用户则需要单独注册"我的空间"后才可登录使用。其主要有以下几项功能。

1. 我的检索策略

（1）登录"我的空间"后，从检索历史页面，勾选一个或者多个记录，保存为一个检索策略。

（2）保存成功后，在"我的空间"中的"我的检索策略"选项下即可见之前保存的检索策略。在这里，用户可对检索策略进行重新检索、导出和删除操作。这里的重新检索是对其中的全部检索式进行数据更新。

（3）单击策略名称进入策略详细页面，可对策略内的检索表达式进行"重新检索""删除"和"推送到邮箱"。通过策略详细页面的"重新检索"，可以查看不同检索时间之间新增的数据文献。

2. 我的订阅

在已登录"我的空间"的前提下，从检索历史页面，可以对历史检索表达式进行邮箱订阅。邮箱订阅是指将有更新的检索结果定期推送到用户指定邮箱，用户可以设置每条检索表达式的推送频率，并可浏览和删除任意记录的邮箱推送服务。

3. 创建个人数据库来保存感兴趣的检索结果

在登录了"我的空间"的前提下，用户可以从检索结果页面将感兴趣的检索结果添加到"我的数据库"。在"我的数据库"中，用户可以按照标题、作者和标签查找文献，并且可以对每条记录添加标签和备注信息。

4. 引文追踪器

引文追踪器用于对关注的论文被引情况进行追踪。当有新的论文引用此论文时，用户将收到登录提示和邮件提示。

对于单篇文献，在登录"我的空间"后，用户可以"创建引文追踪器"，并发送到"我的空间"，追踪该文献的最新被引情况。

在"我的引文追踪"页面，用户可以对创建的引文追踪进行"重新检索"和"删除"操作。

5. 我的反馈

登录"我的空间"后，用户可以在"我的反馈"中提交使用 SinoMed 过程中的相关疑问和需求，有专人定期回复，回复结果可在"我要查看"页面进行查询和浏览。

## 四、 检索结果的处理

### （一）检索结果显示

（1）文献检索结果概览页：该页可以设置检出文献的显示格式（题录、文摘）、每页显示条数（20 条、50 条、100 条）、排序规则（入库、年代、作者、期刊、相关度、被引频次），并且可以进行翻页操作和指定页数跳转操作。

（2）引文检索结果概览页：该页可以设置检出引用文献的显示格式〔引文、引文（带机构）〕、每页显示条数（20 条、50 条、100 条）、排序规则（文献发表年、被引频次、第一作者、被引文献出处、相关度），并且可以进行翻页操作和指定页数跳转操作。

（3）检索结果细览页：通过单击文献检索结果概览页的文献标题，即可进入检索结果细览页，显示文献的详细信息。此外，中文检索结果细览页还显示了其施引文献、共引相关文献、主题相关文献、作者相关文献等。

### （二）检索结果聚类筛选

SinoMed 支持对检索结果进行多维度聚类筛选，不同资源库的聚类维度略有不同。单击每个维度右侧的"＋"，可显示其下具体的聚类结果，用户可勾选一个或多个聚类项进行过滤操作，也可根据需要对检索结果进行筛选精炼。除时间维度外，各聚类结果均按由多到少排序显示，默认显示前 10 项结果，单击"更多…"后显示前 50 项。

### （三）检索结果分组

为方便用户查看检索结果，系统支持对检索结果的多维度分组显示。

（1）CBM：重点对核心期刊、中华医学会期刊及循证方面文献分组集中展示。其中，"核心期刊"指被《中文核心期刊要目总览》或者《中国科技期刊引证报告》收录的期刊文献；"中华医学会期刊"指由中华医学会编辑出版的医学期刊文献；循证文献则指系统对检索结果进行循证医学方面的策略限定结果。

（2）WBM：重点对免费全文、协和馆藏、SCI 收录、F1000、循证文献五个方面进行了分组。免费全文是指被网络生物医学免费期刊出版发行的西文全文文献；协和馆藏是指被北京协和医学院图书馆收录的西文文献；SCI 收录是指被最新版《科学引文索引》（Science Citation Index，SCI）收录的文献；F1000 是指被 Faculty of 1000 Medicine 和 Faculty of 1000 Biology 收录的文献。

（3）CBMCI：从文献类型方面对引文检索结果进行分组展示，包括期刊、图书、专利、标准及其他（会议论文、学位论文、网络资源、报纸资源等）。

### （四）检索结果输出

在检索结果页面，用户可根据需要选择输出检索结果，包括输出方式、输出范围、保存格式。输出方式有 SinoMed、NoteExpress、EndNote、RefWorls 和 NoteFirst 5 种。

（五）全文获取

CBM 提供了与维普科技期刊全文数据库的链接；提供北京协和医学院博硕士学位论文的在线原文阅读功能；系统对网络生物医学免费期刊及其文献进行了全面系统的整理，进入 WBM 检索结果页面，单击"免费全文"分类导卡，用户可以快速、准确地查找免费期刊文献线索并获取全文；如果用户所在单位本身就拥有一定的外文资源电子馆藏，SinoMed 提供了便捷的用户馆藏西文电子期刊调用功能，在进入 WBM 检索结果页面后，单击题录信息中的"原文链接"即可从数据库服务商列表中选择您单位拥有的电子馆藏直接获取外文原文。

中国生物医学
文献服务系统
检索步骤

（六）原文索取

用户可以对感兴趣的检索结果直接进行原文索取，也可以通过填写"全文申请表""文件导入"等方式申请所需的文献原文。

## 五、 检索举例

在 CBM 中检索有关"二甲双胍治疗糖尿病"的文献。检索步骤请扫描二维码查看。

# 第二节　PubMed

PubMed 是美国国立医学图书馆（National Library of Medicine，NLM）下属的国家生物技术信息中心（National Center for Biotechnology Information，NCBI）于 1997 年推出的全球免费的基于互联网的生物医学文献数据库。目前，PubMed 已成为互联网上最受欢迎的生命科学期刊文献数据库。PubMed 数据库网址为 https：//pubmed. ncbi. nlm. nih. gov/。本节主要介绍其检索方法与技巧。

## 一、 概况

PubMed 数据库收录了 3 000 余万篇全世界生物医学文献的题录或文摘，内容涉及生物医学和健康领域，主要涵盖生命科学、行为科学、化学科学和生物工程等范畴。数据库内容包括 MEDLINE、PubMed Central（PMC）和 Bookshelf 三个部分。

1. MEDLINE

作为 PubMed 的最大组成部分，MEDLINE 是由 NLM 编辑出版的书目型数据库，内容包括医学、护理学、牙科学、兽医学、卫生保健和基础医学等。MEDLINE 收录了 2 600 余万篇生物医学文献的题录和文摘，主要来自 40 多种语言的 5 200 余种生物医学期刊文献，同时也能回溯到更早的文献，这些文献大多选自英文期刊或带有英文摘要的期刊。MEDLINE 的记录都经过医学主题词标引，并标引了基金来源、遗传、化学和其他元数据。

2. PubMed Central（PMC）

作为 PubMed 的第二大组成部分，PMC 是一个全文数据库。其包含超过 500 万条全文记录，涵盖了 18 世纪晚期至今的生物医学和生命科学研究。

3. Bookshelf

作为 PubMed 的最后一个组成部分，Bookshelf 是收录书籍、报告、数据库以及与生物医学、健康和生命科学有关的其他文件的全文数据库。

## 二、 检索方法与技巧

### （一）基本检索

PubMed 检索系统首页即基本检索页面，如图 3-6 所示。PubMed 主要包括以下检索技术。

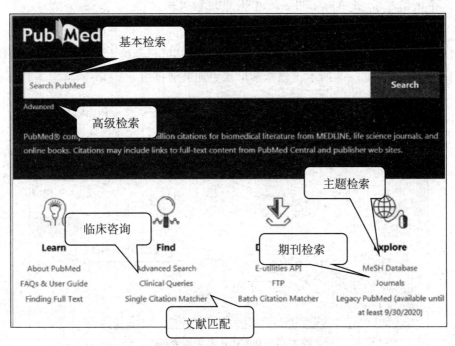

图 3-6　PubMed 检索系统首页（基本检索页面）

1. 布尔逻辑检索

布尔逻辑运算符包括逻辑"与"（AND）、逻辑"或"（OR）、逻辑"非"（NOT）。如果在一个检索式中同时运用三种运算符，那么 PubMed 规定按从左至右的顺序执行运算，但括号"（）"可以改变这个顺序，即先运算括号内的运算式。运算符一般用大小写均可。

2. 截词检索

截词符"＊"代表零个或多个字符，如 chem＊可检索出包含 chemistry、chemical 等词的文献。

### 3. 短语检索

系统规定词组或短语必须加上引号（" "）才能实现词组或短语的检索，否则将自动拆分成独立的单词或词组进行逻辑"与"检索。

### 4. 自动转换匹配检索

自动转换匹配检索（Automatic Term Mapping）即对于输入的检索词，PubMed 先按一定的词表顺序进行对照匹配和转换，再进行检索。词表匹配转换顺序是主题转换表［Subject Translation Table，包括英式英语和美式英语拼写、药品商标名称、医学主题词、副主题词、出版物类型、药理作用术语、来自统一医学语言系统（UMLS）的术语、补充概念等］、期刊名称转换表、作者索引、研究者（合作伙伴）索引。如果在以上几个表中都找不到相匹配的词，PubMed 将把短语拆分，以单词或词组为单位，分别重复以上的过程，检索时各个词之间是 AND 的逻辑关系。如果仍找不到相匹配的词，则用单个词或词组在所有字段查找（或作为文本词检索），各个词之间也是 AND 的逻辑关系。

### （二）高级检索

高级检索界面可进行多种检索条件的限定。同时其可显示检索历史，允许使用检索式序号进行组配检索，如图 3 -7 所示。该检索形式更加灵活自由。

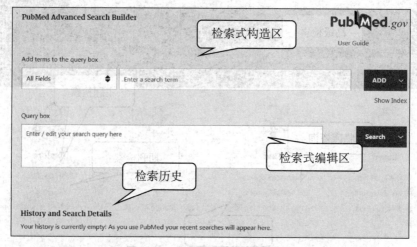

图 3 -7　PubMed 高级检索界面

### 1. 检索式构造区

检索式构造区提供检索入口（检索途径）选择和检索词输入框，选择检索途径和输入检索词后，可以单击后面的"ADD"或逻辑运算符，将检索词添加到下方的检索式编辑区，可反复多次编制一个复杂的检索策略（检索式）。如果检索入口选择的是日期字段，注意要遵循 YYYY/MM/DD 的规范输入格式，月和日是可以省略的。检索式构造区后部有 Show index 链接，单击该链接，可根据用户在检索词输入框中输入的字符串或检索词在索引词表中自动定位，提示和方便用户浏览相关词条以及预期检索结果数量，协助用户选择最合适的检索词。

2. 检索式编辑区

检索式编辑区是用于显示最终的检索式（检索策略）的区域，这里的检索式既可以从检索式构造区添加多次输入的检索词来构造，也可以不依赖检索式构造区，由用户按自己的需求自由输入编辑检索词和运算符建立，后者要求用户熟悉检索字段、检索语言和检索规则。单击检索式右侧的"Search"或"Add to History"即可完成高级检索的过程。

3. 检索历史的管理

PubMed 将用户每次的检索策略和结果自动保存在"History and Search Details"（检索历史及详细检索策略）中。"History and Search Details"会显示用户既往的检索式、检索时间、检索到的文献数量等内容。如果两次检索内容相同，PubMed 会将后一次的去除，不记录在检索历史中。用户可以单击"Delete"键清除"History and Search Details"中的所有条目，或者单击"Download"键保存检索历史。此外，如果用户打开的 PubMed（或者 Entrez 提供的其他数据库）有 8 个小时都没有任何检索动作，系统也会自动清空检索历史。

通过"History and Search Details"，用户可以对本次检索过程一目了然，用户只要单击每个检索式后面的"结果数"，就可以浏览具体的检索结果。在检索历史页面中，用户还可以根据检索结果的实际情况以及检索需求的变化，对既往的检索式重新进行逻辑组配检索，以获取最好的检索结果。有两种方式可以实现检索式间的逻辑组配检索：一种是直接利用检索式序号和运算符在检索式编辑区编制新的检索式，例如#4 AND #9，#1 and（#2 or #3）；另一种是利用检索历史中"Actions"栏目下的添加命令在检索式编辑区编制新的检索式。两种方式的检索结果是完全一致的。

（三）主题检索

主题检索是指利用 PubMed 中内嵌的医学主题词表进行辅助查找相关主题词和副主题词，并利用这些主题词检索相关文献的过程。主题检索是基于概念内涵的检索，而不是简单的字面匹配检索，因而可以保证较高的查全率和查准率。PubMed 中内嵌的《医学主题词表》（Medical Subject Headings）简称 MeSH 词表，是由 NLM 编制，用于标引、编目、检索生物医学文献的权威性术语受控词表。MeSH 即医学主题词，其用规范化的医学术语描述生物医学概念。PubMed 的大部分文献依据 MeSH 词表的规则进行了主题标引，被赋予了若干医学主题词，其中描述文献核心内容的主题词称为主要主题词（Major Topic Headings），限制主题词某一方面内容的词称为副主题词。

1. MeSH 词表

MeSH 词表包括字顺表（Alphabetic List）和树状结构表（Tree Structures）两部分。字顺表是 MeSH 词表的主体部分，树状结构表是字顺表的辅助表，从学科的角度反映主题词之间的隶属关系。

（1）字顺表。字顺表是 MeSH 词表的主体部分，也是文献主题标引的依据。其由主题词、款目词、类目词、副主题词、特征词等组成，所有词汇之间依靠等同关系、相关关系、属分关系等构成一个纵横交错的语义体系。这种复杂的语义体系有助于标引人员提取准确的主题词，也有助于用户对检索词的选择。

① 主题词（main headings）：用于描述主题事物或内容的规范化词汇，是字顺表的主体组成部分，由生物医学领域经过规范化的名词术语构成，有独立检索意义。词汇以名词为主，可以是单词也可以是词组。某些主题词具有某些相同的概念时，采用倒置的形式把同一概念的词排列在前，而起修饰、限定作用的形容词则放在后面。这种倒置的主题词便于把内容相关的文献集中在一起，起到汇集同一类主题文献的作用，同时也方便用户选择主题词。

② 款目词：又称入口词，是主题词的同义词，其作用是将自由词引见到主题词，与正式主题词之间是等同关系。

③ 类目词：通常是一些学科范围很大的词，它们不作为主题词使用，只是为保证树状结构表分类体系的完整性而设立的一类词汇，如肌骨骼畸形、身体部位等词。

④ 副主题词：这类词本身无检索意义，而是将主题概念的一些共性部分抽取出来，生成词汇，对文献主题起限定作用。例如，化学、分析、药代动力学、分离和提纯等词汇，都是副主题词，可以与主题词配合使用，如肉苁蓉/分离和提纯、氢醌类/分析。目前，MeSH词表中提供了79个副主题词，还规定了副主题词允许组配的主题词类型；PubMed在主题词注释界面，自动显示每个主题词可组配的副主题词，方便用户组配。

⑤ 特征词：表达文献某些特征的词汇，其作用在于检索时对文献集合中有某类特征的文献进行限定或排除。特征词的种类包括：a. 对象特征词，如种属、性别、年龄、是否有妊娠状态等；b. 时间特征词，包括年代、时代、朝代；c. 位置特征词，包括国家、地区等；d. 文献类型特征词，包括临床文献、综述文献、专题讨论、教材、历史传记等。

（2）树状结构表。树状结构表是 MeSH 字顺表的姊妹篇，是从学科分类角度对所有主题词进行编排而形成的等级制分类表。

① 结构。树状结构表是将字顺表中的所有主题词按学科属性从分类角度进行划分的，其显示主题词的学科体系，从纵向的角度对主题词之间的语义关系进行揭示。在树状结构表中，有16个大类的主题词，在此基础上又细分出116个二级子类目，各子类目又层层划分，逐级展开，最多可达11级。部分主题词可能同属于两个或多个子类目，如图3-8所示。

② 作用。利用树状结构表，用户可以选择上位词进行扩展检索，也可以选择下位词缩小检索范围，提高查准率。此外，利用树状结构用户可以了解某主题词的学科属性及该词与其他词的隶属关系，加深对医学知识的了解。

2. 检索方法

在 PubMed 首页下方单击"MeSH Database"即可进入主题检索界面。在 MeSH 词输入框中输入检索需要的主题词、主题词片段或款目词，单击"Search"，在得到的检索结果列表中选择需要的主题词，单击其链接，打开该词的注释信息、树状结构表、可组配的副主题词等。在这里，用户可选择特定的副主题词，也可进行主要主题词或单个主题词检索，其选项说明如下：

```
All MeSH Categories
    Diseases Category
        Nutritional and Metabolic Diseases
            Metabolic Diseases
                Glucose Metabolism Disorders
                    Diabetes Mellitus
                        Diabetes Mellitus, Experimental
                        Diabetes Mellitus, Type 1
                            Wolfram Syndrome
                        Diabetes Mellitus, Type 2
                            Diabetes Mellitus, Lipoatrophic
                        Diabetes, Gestational
                        Diabetic Ketoacidosis
                        Donohue Syndrome
                        Latent Autoimmune Diabetes in Adults
                        Prediabetic State

All MeSH Categories
    Diseases Category
        Endocrine System Diseases
            Diabetes Mellitus
                Diabetes Complications
                    Diabetic Angiopathies +
                    Diabetic Cardiomyopathies
                    Diabetic Coma +
                    Diabetic Ketoacidosis
                    Diabetic Nephropathies
                    Diabetic Neuropathies +
                    Fetal Macrosomia
                Diabetes Mellitus, Experimental
                Diabetes Mellitus, Type 1
                    Wolfram Syndrome
                Diabetes Mellitus, Type 2
                    Diabetes Mellitus, Lipoatrophic
                Diabetes, Gestational
                Donohue Syndrome
                Latent Autoimmune Diabetes in Adults
                Prediabetic State
```

**图 3-8 树状结构表示例**

① Subheadings：勾选副主题词前的复选框，表示选中该副主题词，可连续选择多个词，它们之间的逻辑关系为 OR。

② Restrict to MeSH Major Topic：若将检出结果限定在主要主题词则可提高查准率。

③ Do not include MeSH terms found below this term in the MeSH hierarchy：系统检索某一主题词时，默认自动扩展检索（Explode），即将该主题词的下位词一并检出。如果只需检索单个主题词，可勾选此选项。

完成上述选项后，单击页面右上方的"Add to Search Builder"按钮，随后在上方的 PubMed Search Builder 方框中将显示所选的主题词与组配的副主题词。最后单击"Search PubMed"按钮即完成主题检索，查询出主题词与副主题词组配得到的文献检索结果。

（四）限定检索

系统在检索结果页面的左侧提供了各种过滤器以对检索结果进行过滤、限定和精炼，进

75

一步提高查准率。系统默认显示 5 种过滤器，单击 Additional filters 可弹出其他过滤器限定选择框，勾选需要的限定条件即可在检索结果页面显示结果。过滤器限定选项如下：

（1）年份（Results by Year）限定。按年显示结果，可以通过左右拖动年代控制杆限定检索结果的时间范围。

（2）文献类型（Article Type）限定。学术文献出版形式多种多样，如临床试验报告、社论、通信、综述等。用户可以在此进行设置，选择特定的文章类型。

（3）文本可得性（Text Availability）限定。可设定只检索包含摘要、全文或免费全文的文献。

（4）文章属性（Article Attribute）限定。可设定检索结果是否包含试验数据（Associated Data）。

（5）出版日期（Publication Dates）限定。限定检索结果为近 1 年、5 年或 10 年的文献。

（6）物种（Species）限定。限定检索结果的研究对象为人类或动物。

（7）语种（Languages）限定。限定检索结果的原文语种。

（8）性别（Sex）限定。限定检索结果的研究对象的性别。

（9）年龄组（Age）限定。限定检索结果中人类研究对象的年龄组，如新生儿、婴儿、青少年、老年等。

（10）期刊（Journal）限定。限定检索结果在特定的期刊集合中，如 MEDLINE。

设置好限定条件完成检索后，用户需要单击 "Reset all filters" 清除所有限定条件，否则后续检索将继续包含这些设定的限制条件。

（五）其他辅助检索功能

1. 临床咨询

在 PubMed 首页下方，单击 "Clinical Queries" 进入临床咨询界面。该界面是专门为临床医生设计的搜索引擎，在检索框内输入检索词后，用户可选择临床医生常用的类目，然后单击上述类目即可。

2. 文献匹配

在 PubMed 首页下方，还有 "Single Citation Matcher"（单篇文献匹配器）和 "Batch Citation Matcher"（多篇文献匹配器）。如果要快速查找定位某一篇文献，单击单篇文献匹配器，输入刊名、日期、卷、期、页码、作者、题目中的一项或多项内容进行检索，系统返回文献记录结果。如果要同时查找多篇文献，则单击多篇文献匹配器，然后在输入框内分行输入每篇文献的查询项目。这些项目的输入顺序为：journal_title | year | volume | first_page | author_name | your_key | ，其中刊名为必须项，其他项目没有时可省略，但 "|" 保留；"your_key" 为用户自己拟定的任意字符。同时用户还要填写自己的 E - mail 地址，系统通过电子邮件返回检索结果的 PMID 号。

3. 期刊检索

在 PubMed 首页下方单击 "Journals" 即进入期刊浏览器界面。用户在该界面的检索框中可输入主题、刊名全称、MEDLINE 的期刊缩写或国际标准期刊号（ISSN），然后单击"Search"按钮，便可获得期刊的详细信息，包括期刊全称、缩写、ISSN、出版社、出版国、NLM 期刊唯一标识等；也可将选择的期刊输入检索式窗口，检索选定期刊的全部文献。

4. 定题检索

PubMed 允许用户免费注册个人账号。登录个人账号后，就可以利用 PubMed 提供的个性化服务。个性化服务主要包括两个方面，一是检索策略储存，即用它实现对检索策略的保存、调用和管理，方便随时获取最新的文献或自动邮寄最新的文献。二是设置过滤标识（Search Filters），通过过滤标识可将检索结果文献按照用户自己所需的主题分类集中显示，如显示综述文献、有免费全文的文献等。

## 三、 检索结果的处理

（一）检索结果的显示与标记

在检索结果显示状态下，用户可以通过单击页面右上方"Display options"，进行显示格式、显示顺序和每页显示记录数设置。

1. 显示格式

系统提供的显示格式有 2 种：

（1）Summary。Summary 为默认显示格式。其显示的信息包括文献的标题、作者、出处、PMID 等。此外，如检索的结果有免费 PMC 全文，则提供"Free PMC article"链接。

（2）Abstract。Abstract 显示信息除了文献标题、作者、出处等基本信息外，还包括摘要信息，以便用户了解文献详细内容。在该格式下，系统可提供文献的全文链接。

2. 显示顺序

系统默认将检索结果以 Best match 降序排列。用户可改变排列顺序，可供选择的顺序有最近（Most recent）、出版日期、第一作者和刊名，并可以自行设置降序和升序排列。

3. 每页显示记录数

该项用于修改每页显示的记录数的选择，最少 10 条，最多 200 条。

4. 标记记录

通过单击记录左边的复选框，可对记录进行标记和取消标记。

（二）检索结果的保存

1. 保存记录

用户单击检索结果页面上方的"Save"后会出现选择保存格式的选项，可选择保存本页显示的记录、所有记录或是标记记录，并可以选择保存格式 Summary（text）、Abstract（text）、PMID、PubMed、CSV，单击"Creat File"即可将记录保存为文件。

Summary（text）以文本形式记录文献的著者、标题、出处、PMID；Abstract（text）以

文本形式记录文献的标题、著者、出处、摘要信息；选择 PMID 则仅保存 PMID 编号；选择 PubMed 则以数据库记录格式显示检索结果，字段内容主要包括 PMID、题目、摘要、作者、作者地址、语种、出版物类型、出处、MeSH、文献 ID、出版状态等；选择 CSV 则可以在 Excel 文件中打开检索结果，但无摘要。

2. 输出记录

单击检索结果页面上方的"Send to"，系统会出现选择输出格式的选项，选择"Citation Manager"可发送至参考文献管理软件，"Clipboard"可用于保存一次或多次检索的结果记录，选择"Collections"和"My Bibliography"则可将结果发送至个人在服务器中定制的个人账号空间中。

3. 发送至邮箱

单击检索结果页面上方的"Email"，则可将结果发送至邮箱。发送格式有 Summary（text）、Summary、Abstract（text）、Abstract，参见显示格式和保存记录所述。

**PubMed 检索步骤**

四、 检索举例

利用 PubMed 检索有关"利福平治疗结核"方面的文献。检索步骤请扫描二维码查看。

# 第三节　Embase

## 一、 概况

Embase 是荷兰 Elsevier 公司于 2003 年推出的针对生物医学和药理学领域信息的基于网络的文献信息数据库，它综合了《荷兰医学文摘》（1947 年至今）与 MEDLINE 数据库（1966 年至今）的内容，特别是涵盖大量的欧洲和亚洲的医药类刊物。目前，Embase 收录了来自世界 8 100 多种期刊的数千万篇文献，以及数百万篇会议文献，其中包含大量原文非英文的内容。Embase 数据库的网址为 http：//www. embase. com，首页如图 3 - 9 所示。

## 二、 检索技术

1. 布尔逻辑检索

该数据库支持布尔逻辑运算符 AND、OR、NOT 的组配检索，运算符前后应加空格。若检索表达式中同时出现多个布尔逻辑运算符，运算规则为自左向右顺序运算，括号最优先运算。

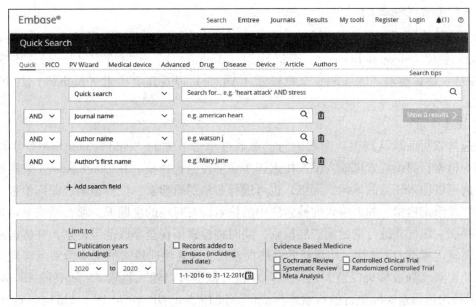

图 3 - 9　Embase 数据库首页

2. 截词检索

通常使用的截词符包括"?""＄""＊"。"?"表示 1 个字符，"＄"表示 0 个或 1 个字符，"＊"表示 1 个或多个字符。

3. 位置检索

位置运算符主要包括"NEAR/n"和"NEXT/n"两种。"NEAR/n"表示连接的两个检索词之间可以有 n 个以内的单词出现，且两词的前后顺序可以颠倒。"NEXT/n"也表示连接的两个检索词之间可以有 n 个以内的单词出现，但两词的前后顺序固定。

4. 短语检索

对词组或短语检索时需加单（双）引号或者连词符（-），才能得到满意的检索结果，否则系统会将构成词组或短语的单词拆分并进行逻辑"与"运算。

5. 限定检索

限定检索表示将检索词限定在某字段的检索，字段限定符为"："和"/"。"："可实现对所有字段的限定检索，并同时限定多个字段，字段标识符用逗号分隔。例如，限定在摘要或标题中检索有关心力衰竭（Heart Attack）的文献，则输入'heart attack'：ab，ti。"/"用于对某些字段进行精确限定检索，实现与检索词完全一致的检索。例如，'heart attack/de'表示限定在 Emtree 优选索引词中执行检索。

## 三、检索方法与技巧

Embase 提供 3 种查询文献的方式，分别为 Search、Emtree 和 Journals。

（一）检索（Search）

检索模块主要提供快速检索（Quick）、PICO 检索、药物警戒向导检索（PV Wizard）、医疗器械检索（Medical Device）、高级检索（Advanced）、药物检索（Drug）、疾病检索（Diseases）、器械检索（Device）、文章检索（Article）以及作者检索（Authors）共 10 种检索方式。

1. 快速检索

快速检索页面默认提供 4 个检索行，可通过单击下方的"Add search field"添加检索行。每个检索行提供检索词输入框及检索词所在字段的选择框。在 Quick Search 字段的检索输入框内可以输入任意的单词、词组，也可进行布尔逻辑检索、位置检索、截词检索、短语检索和字段限定检索。如果输入的检索式中的检索词有对应的主题词，那么系统会自动将这些词转换成主题词并进行主题词扩展检索，同时将检索词在全字段范围检索，并将这两个检索式用逻辑运算符 OR 连接，构成新的最终检索式。这是快速检索的基本检索运算规则。例如，快速检索"新冠肺炎疫苗"的文献，在输入框中可以输入检索式：covid－19 and vaccine，但是快速检索实际执行的检索式为：('covid 19'/exp OR 'covid 19') AND ('vaccine'/exp OR vaccine），因此，快速检索可以保证较高的查全率和查准率。

在快速检索界面下方，用户还可设置限定检索结果的出版年代（Publication years）、入库日期（Records added to Embase）和循证医学类文献（Evidence Based Medicine）。循证医学类文献包括 Cochrane 综述（Cochrane Review）、系统综述（Systematic Review）、元分析（Meta Analysis）、临床对照试验（Controlled Clinical Trial）和随机对照试验（Randomized Controlled Trial）5 种。

2. PICO 检索

PICO 是 Population（人群或患者）、Intervention（干预措施）、Comparison（比较）、Outcome（结局）四个英文单词首字母的缩写。PICO 检索是将循证医学综述中的关键要素（PICO）或关键概念填入相应表单栏目检索相关循证医学文献的表单式检索方式。PICO 检索时，除上述 4 个栏目外，还包括研究设计（Study Design）栏目，这 5 个栏目每次检索并不要求全部填满，只填一项也可检索。在检索过程中，用户可在各栏目中直接填写检索词，也可通过页面左侧的辅助查词工具 Find best term 查询 Emtree 主题词，并单击主题词或主题词右侧的"＋"按钮，将选中的主题词添加到右侧相应的栏目中。检索栏目将来源于左边的 Emtree 主题词标记为橘红色，而用户手工输入的检索词将被标记为蓝色。

页面右上角会显示默认检索策略（Default search strategy），系统默认为主题词扩展检索（/exp），从左至右 4 个选项分别为主要主题词检索（major focus，/mj）、Emtree 主题词检索（preferred term，/de）、主题词扩展检索（/exp）及主题词扩展并作为自由词的全字段检索（/br），用户可根据实际检索需求进行选择。在检索栏目中，用户可以单击主题词右侧的下拉菜单重新选择检索策略，还可以单击主题词后面的"Add synonyms"（添加同义词）按钮扩充主题词的所有同义词检索，提高查全率。主题词的同义词用蓝色标记，默认为全字段检索（all），单击同义词右侧的下拉菜单可以重新选择限定检索的字段。

3. 药物警戒向导检索

药物警戒向导检索是向导式检索药物警戒（Pharmacovigilance，PV）文献信息的检索方式。这个检索方式通过逐步提示用户输入药物名称（Drug name）、药物别名（Alternative drug names）、药物不良反应（Adverse drug reactions）、特殊情况（Special situations）以及人类限定（Human limit）5个内容完成药物的警戒信息查找。

基本操作步骤如下：

（1）输入药物名称。用户可直接在画线处手工填入药物名称或通过页面左侧的 Emtree 主题词表查找药物主题词，并单击"＋"按钮将主题词添加到画线处，然后勾选页面下方所需要的药物副主题词，单击页面右下角的"Next Step"进入下一步。

（2）输入药物别名（Alternative drug names）。如果上一步输入的药物名称是药物主题词，系统在此处会自动将 Emtree 中记载的该药物主题词的所有同义词或别名自动添加至检索式中，并用 OR 进行组配。另外，用户还可以在页面下方的"Add more alternative drug names"（添加更多药物别名）处添加其他遗漏的药物别名。系统默认将药物别名限定在商品名、标题或摘要（：tn，ti，ab）字段中检索，用户也可以选择其他字段限定检索。单击"Next Step"进入下一步。

（3）输入药物不良反应。为方便用户，系统自动将几乎所有药物不良反应类的主题词或自由词预填入检索框中，并用逻辑运算符构建了复杂的检索式。用户可根据需要对检索式进行增删编辑。单击"Next Step"进入下一步。

（4）输入特殊情况。为方便用户，系统自动将特殊情况相关词汇（如妊娠、婴幼儿、哺乳期妇女等特定人群以及耐药、戒断症状等）预填入检索框中，并用运算符组成复杂检索式，用户可根据需要对检索式进行增删编辑。单击"Next Step"进入下一步。

（5）输入人类限定。同上步，为方便用户，系统自动预填人类限定词汇并生成检索式，用户可进行增删编辑。

此外，该页面还可以限定检索结果的出版年代（Publication years）以及入库日期（Records added to Embase）。完成上述五步后，单击显示结果按钮（Show results），便可查看最终检索结果。药物警戒向导检索通过分步引导用户输入相关检索词汇，并自动生成复杂逻辑检索表达式，全面、准确、方便地帮助用户检出所需要的药物警戒文献信息。

4. 医疗器械检索

医疗器械检索主要用于检索医疗器械不良反应文献信息，与药物警戒向导检索类似，它也属于表单向导式检索方式。检索主要包括三个步骤：

（1）输入器械名称（Device name）。在该部分单击"添加器械名称（Add device name）"，在弹出的 Emtree 器械词表中输词查询或以浏览主题树方式找到自己需要的器械主题词，单击右侧的"＋"号选中该词，并单击"Add device name"按钮将器械主题词送入检索框；然后单击"Add synonyms"（添加同义词），在弹出的自动匹配同义词表中选择添加同义词或自行添加同义词；随后可设置器械副主题词，包括器械不良反应（Adverse device effect）、器械比较（Device comparison）、器械经济学（Device economics）以及临床试验（Clinical trial）。

（2）输入不良反应（Adverse effects）。在该部分单击"Add/Edit default adverse effects syntax"（添加/编辑默认不良反应同义词），用户可根据需要对系统给出的不良反应同义词进行增删编辑；再单击"Add device specific adverse effect terms"（添加器械特定不良反应词汇），可根据需要对系统自动给出的不良反应词汇进行增删编辑。

（3）输入限定检索选项。该选项可限定检索结果的研究对象为人类或动物，还可限定检索结果的出版年代（Publication years）以及入库日期（Records added to Embase）。

完成上述三个步骤后，单击"Show results"按钮查看检索结果。

5. 高级检索

高级检索提供了多种对检索式进行修饰或限定的方法，实现一站式构建复杂逻辑检索表达式，因而其检索功能更为强大。在高级检索输入框中输入检索式后，为了提高查全率或查准率，系统提供了5项对检索式进行扩展与限制检索的选项。

（1）转换主题词检索（Map to preferred term in Emtree）。该选项为默认选项，将表达式中的检索词转换为 Emtree 中的主题词进行检索，可提高查全率和查准率。

（2）还作为自由词的全字段检索（Search also as free text in all fields）。用户在选中上一个选项的基础上选中该选项，则同时将检索词作为自由词在全字段中进行检索，提高查全率。该选项也可单独选用。

（3）主题词扩展检索（Explode using narrower Emtree terms）。选中此项可将检索词转换成 Emtree 主题词并进行主题词扩展检索（包括下位词的检索），进一步扩大检索范围，提高查全率。

（4）主要主题词检索（Limit to terms indexed in article as 'major focus'）。文章中标引的主题词分为主要主题词和次要主题词两类，主要主题词描述文章讨论的核心内容。选择此项限定是指将检索词作为主要主题词检索，可以大大提高查准率。

（5）尽可能广泛检索（Search as broadly as possible）。勾选此项的效果等同于同时勾选了（1）~（3）选项，因此，选择该项即表示对检索词进行转换主题词、主题词扩展检索以及还作为自由词的全字段检索。该选项是检索结果最多的选项，查全率最高。

除了上述对检索式的限定选项外，高级检索还提供多种对检索结果的限定检索选项，包括出版年代、入库日期、子库来源、研究对象、文章类型、出版物类型、原文语种、研究对象性别和年龄以及循证医学文献等。另外，高级检索还提供了字段标识符列表（Fields），方便用户通过选择构建限定字段检索式。

6. 药物检索

药物检索是设计用于专门检索药物相关文献信息的检索入口，其检索界面、检索式修饰限制项以及检索结果限定检索项与高级检索基本相同，只是针对药物检索的需要增设了19

个药物副主题词（Drug Subheadings）和47种给药途径（Routes）的限定选择，多个副主题词或给药途径之间可以通过 AND 或 OR 执行逻辑组配，副主题词及给药途径的限定能够增强药物检索深度，提高查准率。在检索输入框中，用户可通过输入药物通用名（Generic Name）、专利商品名（Proprietary Name）、实验室代码（Laboratory Code）和化学名（Chemical Name）检索药物信息。输入的检索词可转换成 Emtree 药物主题词进行检索。另外，许多药物名称带有非字母数字字符，检索此类药物时要将这些字符转换成系统规定的形式才能检索。在进行药品生产商（Manufacturers）及商品名（Trade Names）检索时，在检索框中输入检索词后，单击药物字段（Drug fields）中对应的短语检索及精确检索或转换成 Emtree 主题词检索（Mapped to Emtree /de）可快速构建检索策略。

7. 疾病检索

同药物检索一样，疾病检索是设计用于专门检索疾病相关文献信息的检索入口，其检索界面、检索式修饰限制项以及检索结果限定检索项与高级检索基本相同，只是针对疾病检索的需要增设了 14 个疾病副主题词（Disease Subheadings）的限定选择，如并发症（Complication）、诊断（Diagnosis）、药物耐受（Drug resistance）等，多个副主题词之间可以通过 AND 或 OR 执行逻辑组配。疾病副主题词与检索词的组配可以增加疾病检索深度，提高查准率。

8. 器械检索

同药物检索一样，器械检索是设计用于专门检索器械相关文献信息的检索入口，其检索界面、检索式修饰限制项以及检索结果限定检索项与高级检索基本相同，只是针对器械检索的需要增设了 4 个器械副主题词（Device Subheadings）的限定选择（参见"医疗器械检索"），多个副主题词之间可以通过 AND 或 OR 执行逻辑组配。

9. 文章检索

文章检索提供文章标题（Article Title）、作者姓名（Author Name）、期刊名称（Journal Title）、刊名缩写（Abbreviated Journal Title）、DOI、期刊分类编号（CODEN）、ISSN、期刊卷、期号及文章起始页码等多个字段检索，并可进行出版年代范围限制，对于作者姓名、刊名和刊名缩写字段可进行精确检索限定，需注意的是 CODEN 仅适用于 2005 年以前的文章检索。

10. 作者检索

输入作者姓名、机构（Affiliation）或 ORCID 号，单击"Find author"（查找作者），系统返回对应作者列表，用户可进行浏览、判断，勾选正确的作者，单击"Find articles by these authors"（查找这些作者发表的文章）按钮，可检索该作者发表的文章。

（二）Emtree

Embase 提供不同于 PubMed 的独立主题词表系统 Emtree，Emtree 主题词数量是 MeSH 的两倍多，并涵盖所有 MeSH 术语。Emtree 主题词表是 Embase 最强大的辅助检索工具之一，是一种比较先进的分类表和可控词汇表。Emtree 由 82 000 多个受控叙词（也可以称为优先词）组成等级体系，共 14 个大类，概念从一般到专指，层层划分。同时，Emtree 还包含了近 370 000 个同义词，并配以 19 个核心的药物副主题词、47 个投药途径关联词和 14 个疾病副主题词，是用户可在 Embase 和 MEDLINE 间同时检索的辞典，优化了学科检索的相关性和精确性，特别是在疾病、器械与药理学方面。

单击页面上方的 Emtree 进入 Emtree 词表检索界面，用户可以直接输入任意检索词或 Emtree 主题词（Find Term），或者从分类途径进行分面浏览（Browse by Facet），层层单击所需浏览的主题词，显示该主题词的树状分支结构及同义词，最终结束于最小的不再分的主题词。例如，检索有关"肝移植"的文献，在框中直接输入检索词 liver transplanta-tion，单击"Find Term"按钮后可以查看"肝移植"的诸多同义词。继续单击 liver trans-plantation 可查看"肝移植"的树状结构。对选定的主题词可单击词后的 Records 链接直接查看有关的记录；或者单击"Take this query to Advanced Search"按钮将主题词送入高级检索界面去检索，又或单击"Add to Query Builder"按钮将该主题词添加到界面上方的检索框中，通过反复添加不同主题词，用户可构建复杂检索式，随后单击"Search"按钮完成检索。

（三）期刊浏览（Journals）

Embase 提供了收录期刊的浏览功能，但仅限于 Embase 收录的期刊，MEDLINE 独有刊除外。收录的期刊可以按照刊名字顺进行浏览。层层单击期刊名称，可以查看期刊被收录的具体卷期情况和相应的文章。用户浏览某本期刊时，系统还会为其提供刊内检索（Search within this Journal）和卷内检索（Search within this Volume）功能。

## 四、 检索结果的处理

执行检索后，检索结果页面（见图 3 - 10）首先显示的是检索历史、命中结果数及命中记录。

（一）检索历史

Embase 数据库检索结果页面上方显示了检索历史（History），勾选多个检索式，单击合并（Combine）中的 AND 或者 OR，可对其进行逻辑组配。此外，用户还可对检索历史执行保存（Save）、删除（Delete）、导出（Export）以及发送邮件等操作。将鼠标置于某条检索式上，可对检索式进行编辑（Edit）、创建邮件提醒（E - mail Alert）以及 RSS 订阅（RSS Feed）等操作。

（二）检索结果显示

Embase 数据库默认检索结果仅显示题录信息，单击 Show all abstracts 显示全部文章的摘要信息。单击排序依据（Sort by）中的主题相关性（Relevance）、出版年（Publication Year）以及入库日期（Entry Date），可分别按照对应的属性进行排序。对于每条记录，单

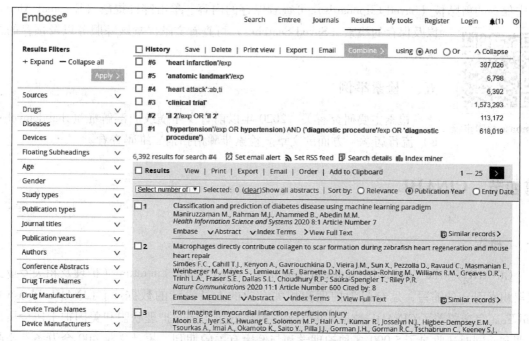

图 3-10　Embase 检索结果页面

击标引词（Index Term）可查看该篇文献被标引的主题词；单击来源字段后的 Cited by，可在 Scopus 数据库中查看该记录的被引用情况；单击相似记录（Similar Records），可查看其他内容相似的文献；单击文章标题可查看其全字段内容；单击 View Full Text 可获得文章全文。

（三）检索结果过滤

检索结果过滤（Results Filters）即在检索结果页面左侧显示过滤依据，用户可以分别按照文献来源（Sources）、药物、疾病、器械、游离副主题词（Floating Subheadings）、年龄、性别、研究类型（Study types）、出版物类型（Publication types）、期刊标题、出版年、作者、会议摘要（Conference Abstracts）、药物商品名、药物生产商、器械商品名以及器械生产商等对检索结果进行进一步过滤筛选。

（四）检索结果打印、导出、发送邮件及加入剪贴板

用户单击"Print"（打印）可打印检索结果；单击"Export"（导出）可以导出至参考文献管理软件或本地文件；单击 Add to Clipboard 可将结果加入剪贴板。

（五）我的工具

单击数据库主页右上角的 Register 链接，可在 Embase 数据库系统中免费注册一个账号。登录进入后，可单击页面右上角的"My tools"（我的工具）按钮，查看剪贴板（Clipboard），并对剪贴板中的内容进行打印、导出、发送邮件、保存及删除或重新检索等操作。

单击保存的剪贴板（Saved Clipboards）可查看保存的内容，单击邮件提醒（E-mail Alerts）以及保存的检索（Saved Searches）可查看文献提醒跟踪服务以及预存的检索式。

**Embase 检索步骤**

### 五、 检索举例

检索主要研究有关"2020 年以前青少年横纹肌溶解症（rhabdomyolys-is）流行病学"方面的文章。检索步骤请扫描二维码查看。

# 第四节　CINAHL

## 一、 概况

CINAHL 是 The Cumulative Index to Nursing & Allied Health Literature（护理及相关专业文献累积索引）的缩写，是专门为护理和相关专业的人员设计的数据库。CINAHL Plus with Full Text 完全覆盖了 CINAHL 数据库的内容，完整收录了国际护理联盟和美国护士协会所出版期刊，同时还收录了 5 000 多种护理学和与健康有关的期刊，累计文献 400 余万条，文献回溯至 1937 年；同时可为 760 多种期刊提供全文，全文文献最早回溯至 1937 年；此外，CINAHL Plus with Full Text 还收录有卫生保健类图书、护理学论文、会议论文、标准、教育软件、视听资料和图书章节等，有数千种期刊还提供参考文献的检索。

CINAHL 覆盖的学科领域包括：护理、运动训练、听力学、与心肺有关的技术、口腔卫生、急诊服务、卫生信息管理、医疗援助、医学实验室技术、营养学、职业治疗法、理疗和康复、医助、应用辐射技术、呼吸治疗、卫生保健社会公益服务、语音语言病理学、外科技术等领域。除上述领域外，其还包括与生物医学、教育、行为科学、管理学的有关文献，这些领域的参考书目在其他数据库中很少见到。

从 2009 年起，CINAHL Plus with Full Text 数据库通过 EBSCO 平台提供服务，其网址为：http：//search. ebscohost. com。

## 二、 检索技术

（1）布尔逻辑运算符，包括 AND（逻辑与）、OR（逻辑或）、NOT（逻辑非）三种，输入大小写均可。

（2）通配符，对不确定的字母可使用"？"查询，如键入"Re？d"可找到"read""Reid""Reed"等。

（3）截词符，"＊"代表零个或多个字符，如键入"Walk＊"可找到"Walk""Walked""Walking""Walkway"等。

（4）位置运算符，包括"（Nn）"和"（Wn）"，位置运算符表示两个检索词之间的位置邻近关系。"（Nn）"表示两个检索词之间最多相隔 $n$ 个单词，而这两个检索词在文章中的出现顺序与输入的顺序无关；"（Wn）"表示两个检索词之间最多相隔 $n$ 个单词，且这两个检索词在文章中出现的顺序必须与输入的顺序相符。

## 三、检索方法与技巧

### （一）高级检索

进入 CINAHL 系统，默认的检索界面是高级检索，其提供了多种对检索式进行修饰或限定的方法，界面如图 3-11 所示。

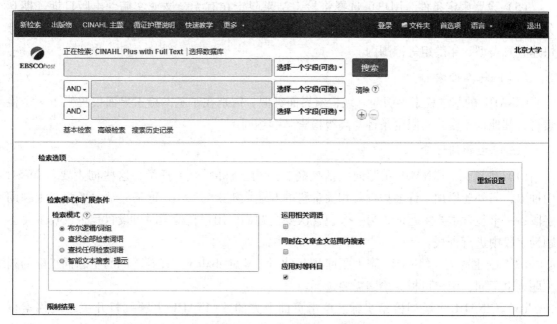

图 3-11　CINAHL 高级检索界面

（1）输入检索词。在检索词输入框里输入单词、词组或检索表达式。

（2）选择检索项。在字段的下拉框里选取要进行检索的字段，这些字段共有 48 个，主要有 TX（all text，所有文本字段）、TI（title，标题）、AU（author，作者）、AB（abstract，文摘）、MW（word in subject heading，主题词中的词）、MH（exact subject heading，主题词）、MJ（word in major subject heading，主要主题词中的词）、MM（exact major subject heading，主要主题词）、SO（publication name，刊名）、AF（author affiliation，作者单位）、AG（age group，年龄组）、CA（corporate author，合作者）、DT（publication date，出版日期）、PT（publication type，文献类型）、PY（publication year，出版年）等。

（3）增删检索行。单击"＋""－"可增减逻辑检索行，同时用户可以输入多个检索项和检索词。多个检索项之间可以实现"AND""OR""NOT"的逻辑组配。

（4）检索模式和扩展条件。CINAHL 高级检索提供 4 种检索模式，"布尔逻辑/词组"

支持布尔逻辑运算及精确短语检索；"查找全部检索词语"是指在输入的检索词之间加入"AND"的逻辑运算；"查找任何检索词语"是指在输入的检索词之间加入"OR"的逻辑运算；"智能文本搜索"是指用户可输入尽可能多的检索文本——词组、句段、篇章或整个页面来查找文献。

同时 CINAHL 高级检索也提供了 3 种扩展检索的选项，即"运用相关词语""同时在文章全文范围内搜索""应用对等科目"。"运用相关词语"是指同时检索同义词及其单复数；"同时在文章全文范围内搜索"是指在文章的全文，以及摘要和题录信息范围内搜索检索词；"应用对等科目"是指将检索词转换成 CINAHL 主题词检索，以提高查准率。

（5）设置限定条件。用户可选择将检索结果限定在有无全文或文摘、出版日期、期刊分类、临床查询、文献类型、出版物类型、第一作者是护士、任一作者是护士、语种、图像快速查看类型、年龄组等范围内。

（二）基本检索

CINAHL 的基本检索界面与高级检索界面类似，区别在于基本检索界面仅提供了一个检索行，其他检索模式与限定条件与高级检索基本相同。

（三）主题词检索

（1）主题词。CINAHL 主题词包括疾病、药物、解剖学/生理学，这些词主要从 MeSH 中抽取，另外还增加了许多护理及相关学科的专业词汇。CINAHL 每条记录包括两个主题词字段：一个包含主要主题词；另一个包含次要主题词。用户在检索时可设置是否仅在主要主题词字段中进行查找。

（2）副主题词。CINAHL 副主题词共有 68 个，与 PubMed 一样，不同的主题词组配的副主题词也不同，用户可根据检索需要选择。

（3）CINAHL 主题词检索步骤。单击页面上方的"CINAHL 主题"打开主题词检索页面。可设置检索词的匹配模式，词语的开始字母、词语包含、相关性排序，默认为相关性排序。在检索词输入框中输入关键词，如键入"Lung cancer"，单击"浏览"按钮打开主题词选择界面。在该界面可勾选"展开"设置是否扩展检索，或是勾选"主要概念"限制在主要主题词字段中检索，勾选"展开"或"主要概念"后，系统弹出副主题词选择窗口（类同 PubMed 的树状结构及副主题词，见图 3-12）。完成相关设置后在主题词选择界面单击页面右上方的"搜索数据库"按钮即可完成主题词检索。

（四）其他检索功能

（1）出版物检索。通过出版物检索功能，用户可以按照字顺浏览数据库收录的所有期刊，也可输入关键词查找所需的期刊。每种期刊都提供了出版者信息、收录文献的起止年份、全文记录的起止年份、出版物类型、所属科目等资料，并在右侧提供具体卷、期的链接。

（2）循证护理说明。循证护理说明功能为护理人员提供了循证护理的相关资料。

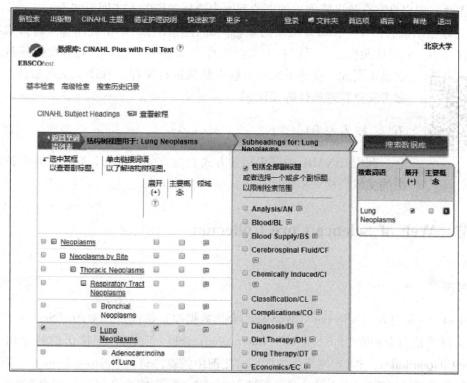

图 3-12　CINAHL 主题词检索界面

## 四、检索结果的处理

检索结果页面分为 2 个区域,左侧为精确搜索结果区域,右侧为检索结果显示区域。

1. 精确搜索结果区域

该区域可限制结果是否有全文、有参考文献、有文摘,也可按出版日期过滤文献,单击"显示更多"可打开更多的限制条件。同时,该区域可通过来源类型(期刊、论文、CEUs)、主题、出版物、年龄、性别、出版物类型对检索结果进行限定,单击相应的链接即可缩小检索结果范围。

2. 检索结果显示区域

检索结果的显示、排序、保存都在该区域实现。

(1) 检索结果显示。在页面的右上方,单击"页面选项",可设置检索结果的显示格式,默认为标准格式,显示标题、部分摘要、作者、出处、数据库来源等信息;仅限标题格式显示标题、数据库来源;简介格式可显示标题、作者、出处、数据库来源等信息;详细格式可显示全部摘要。这 4 种格式均提供文中图像、参考文献、全文的链接。同时,用户也可设置每页显示的结果条数(5~50)。

(2) 检索结果排序。检索结果排序的方式有 5 种,即最近日期、最早日期、来源、作者、相关性，用户只需在排序依据后的下拉列表中选择相应的方式即可实现。

（3）检索结果的保存。在每条检索结果右侧都有 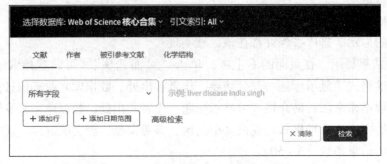 图标，单击此图标可将检索结果添加到文件夹中，完成该操作后，页面右上方会出现"文件夹"选项，打开此链接进入文件夹显示页面，在该页面可对检索结果进行保存、打印、发送邮件、导出到参考文献管理软件等操作。

**CINAHL 检索步骤**

## 五、 检索举例

利用 CINAHL 的高级检索方式查找有关"6～12 岁儿童湿疹护理"方面的文献。检索步骤请扫描二维码查看。

# 第五节　Web of Science Core Collection

## 一、 概况

Web of Science Core Collection（WoS 核心合集数据库）的前身是 Web of Science，即美国科学信息研究所（Institute for Scientific Information，ISI）于 1997 年推出的科学引文索引（Science Citation Index，SCI）网络版数据库，之前由汤森路透（Thomson Reuters）集团出版发行，目前隶属于科睿唯安（Clarivate）公司。目前，WoS 核心合集数据库由 10 个子库构成，分别为科学引文索引扩展版（SCI-EXPANDED）、社会科学引文索引（SSCI）、人文艺术引文索引（A&HCI）、新兴来源引文索引（ESCI）、会议录引文索引（自然科学版和人文社科版）（CPCI-S 和 CPCI-SSH）、图书引文索引（自然科学版和人文社科版）（BKCI-S 和 BKCI-SSH）以及化学反应数据库（CCR-E）和化学物质数据库（IC），其中新兴来源引文索引收录了 2015 年以来新近出版的高质量期刊中的文章，其编辑质量及影响力等指标符合 SCI 要求，但由于出版时间较短，仍需观察，尚未收录至 SCI、SSCI 或 A&HCI 中。

WoS 核心合集数据库网址为 https：//www.webofscience.com/wos/woscc/basic-search，其首页如图 3－13 所示。

图 3－13　WoS 核心合集数据库首页

## 二、检索技术

**1. 布尔逻辑检索和位置检索**

WoS 核心合集数据库支持布尔逻辑运算符（AND、OR、NOT）和位置运算符（NEAR/x 和 SAME）连接的检索式，能够实现布尔逻辑检索和位置检索。其中，NEAR/x 可查找由该运算符连接的检索词之间相隔指定数量的单词的记录；SAME 运算符用于地址字段中，使用 SAME 运算符表示将其连接的词或词组限制在"全记录"同一地址中。不同运算符的优先顺序为 NEAR/x ＞ SAME ＞ NOT ＞ AND ＞ OR，使用括号可以更改运算符的优先级，优先执行括号中的检索式。

**2. 截词检索**

WoS 核心合集数据库支持星号（＊）、问号（？）及美元符号（＄）三种截词符的截词检索。"＊"表示包括空字符在内的任何字符，"？"表示任一字符，"＄"表示零或一个字符。

（1）右截词符和内部截词符：在"标题"和"主题"字段检索中，截词符前面必须至少有 3 个字符，例如，允许使用 zeo＊，但不允许使用 ze＊。截词符可位于检索词的中间，例如，odo＄r 可查找到 odor 和 odour。

（2）左截词符："主题""标题"和"识别代码"检索字段中可使用左截词符。在"主题"和"标题"字段检索中，如果使用左截词符，那么必须在截词符后至少输入 3 个字符，如＊bio。"作者"和"被引作者"字段检索中不支持使用左截词符。在"识别代码"字段检索中，如果使用左截词符，那么必须在截词符后至少输入 1 个字符，如＊2307。

**3. 短语检索**

在主题或标题字段中执行检索时，可通过用引号（""）引住短语的方式精确查找短语。如输入以连字号（-）、句号或逗号分隔的两个单词，则系统默认为精确短语执行检索。

**4. 词形还原及词干提取检索**

在主题或标题字段检索时，系统自动应用词干提取及词形还原功能进行检索。词干提取功能可以删除检索词的后缀进行检索，词形还原功能可以对检索词的单复数同时进行检索。注意当使用短语检索或截词检索时，系统将关闭词形还原功能。

## 三、检索方法与技巧

### （一）文献检索

文献检索是 WoS 核心合集数据库默认的检索方式，WoS 默认对同一检索框中输入的检索词之间执行 AND 运算。单击"添加行"按钮可以增加检索行，在添加的检索行前选择 AND、OR、NOT 确定检索词之间的逻辑运算关系，单击"清除"可以删除添加的检索行，恢复默认设置。对于"作者""出版物标题""所属机构""出版商"等字段系统提供了自动提示功能，帮助确定检索词。

（二）被引参考文献检索

被引参考文献检索即引文检索，是 WoS 核心合集数据库的特色检索方式，可以检索文献（包括期刊论文、图书、专利等）被其他文献引证的情况。其中"被引作者"和"被引著作"字段提供索引辅助查词功能。

（三）作者检索

作者检索可帮助用户确认并检索出特定作者的所有文献。通过关注用户了解的研究人员相关信息，作者检索可将同名的不同作者所著的文献区分开来。作者检索功能可用来提交关于出版记录的反馈，并允许作者主张和组织他们的作者记录。作者检索分为以下三步：

（1）选择"姓名检索"或"作者标识符"检索。

（2）若选择"姓名检索"输入作者姓名，单击"添加姓名的不同拼写形式"，添加行以检索作者姓名的已知变化形式，从而改进和扩展检索结果。

（3）单击"检索"以查看所有结果。

检索结果页面（见图 3－14）会聚类给出与输入作者姓名和作者标识符相关的检索结果。如果只有一个作者记录与您要检索的作者相关联，则该作者记录会自动打开并绕过检索结果页面。系统可按作者姓名、组织和学科类别细化检索结果以获取更多相关结果。一位作者可能有多个作者记录，可以选择多条作者记录并单击"作为组合的记录查看"以在一个记录中查看来自某个作者的所有文献。

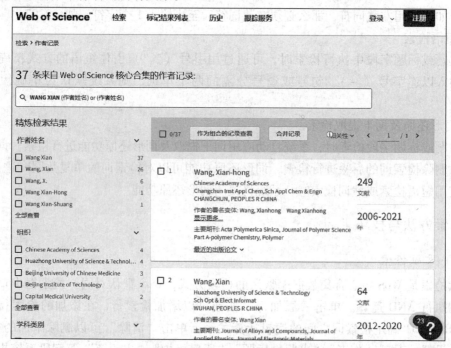

图 3－14　作者检索结果页面

（四）化学结构检索

在 Web of Science 中检索化合物和化学反应数据需要用户注册并登录 Web of Science。通过注册账号，用户就可以保存化学结构和化合物检索并创建检索跟踪服务。在该功能下用户可以检索与使用 Dotmatics Knowledge Solutions 中 Elemental 绘图工具创建的化学结构检索式相匹配的化合物和化学反应，或者通过在"化合物数据"和"化学反应数据"文本字段输入检索词检索与化合物和化学反应相关的数据，或者通过在"化合物数据"和"化学反应数据"文本字段输入检索词，在不进行化学结构检索的情况下检索化合物和化学反应数据。

（五）高级检索

在文献检索页面单击"高级检索"可进入高级检索页面，在该检索页面可以利用字段标识符及各种逻辑运算符构建复杂的检索策略，或者利用布尔逻辑运算符对检索历史中的检索式进行逻辑组配检索。

## 四、 检索结果的处理

WoS 核心合集数据库提供多样化的检索结果显示与输出方式，同时提供强大的后处理功能，帮助用户对检索结果进行更深入的精炼与分析。其检索结果页面如图 3-15 所示。

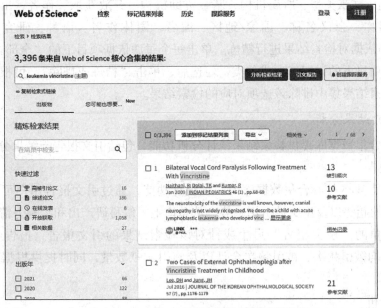

图 3-15　WoS 核心合集数据库检索结果页面

（一）检索结果显示

WoS 核心合集数据库默认对检索结果按照相关性排列，用户可在页面右上角的"排序方式"中，选择按照相关性、日期、被引频次、使用次数、最近添加、第一作者、出版物标题以及会议标题等指标对结果进行排序。每页显示记录条数可自行设置为 10 条、25 条和

50 条。每条记录由题名、作者、出处和部分摘要组成，右侧显示该记录的"被引频次""参考文献"和"相关记录"。单击记录题名，可进入文献记录详细显示页面，该页面除文献标题等题录信息之外，还显示所有作者及通讯作者地址信息，单击页面中的"查看更多数据字段"，可查看该期刊的 ISSN、出版商、研究方向、Web of Science 类别、最新影响因子（Impact Factor，IF）。单击期刊影响因子（Journal Citation Report）超链接，可链接至 JCR 数据库中查看该期刊的详细信息。页面右侧显示该记录的引文网络（Citation Network）、全部被引频次计数、使用次数以及最近引文信息。

（二）检索结果精炼

1. 二次检索

可在检索结果页面左上方"精炼检索结果"下的输入框中输入检索词，在当前检索结果集中执行二次检索。

2. 精炼检索

用户勾选检索结果页面左上方的"高被引论文""综述论文""在线发表""开放获取"或"相关数据"，单击"精炼"按钮，可快速过滤检索结果中的高被引论文、综述论文及开放获取文献和带相关实验数据的文献。此外，WoS 核心合集数据库还提供按照出版年、Web of Science 类别、文献类型、所属机构、基金资助机构、开放获取、作者、出版物标题、出版商、丛书名称、会议名称、国家/地区、编者、团体作者、语种、研究方向、Web of Science 索引等依据对检索结果进行精炼。单击每个过滤依据项目下的"全部查看"，可以查看该精炼依据项目下的详细选项或分类，勾选后，单击"精炼或排除"，可根据选项进行精炼或从当前检索结果集中排除该选项对应的检索结果。

（三）检索结果分析

WoS 核心合集数据库提供检索结果统计分析功能，包括引文报告与结果分析。

1. 引文报告

引文报告是 WoS 核心合集数据库的一项统计功能，通过引文报告用户可以了解某一主题领域发文量的趋势以及论文被引用趋势，从总体上了解科研产出和影响力情况。单击检索结果页面右上角的"引文报告"可生成针对该检索结果的引文报告，报告中显示 $h$ 指数（h-index）、篇均被引频次、被引频次合计以及施引文献数量，同时提供根据年份统计的被引频次趋势图。

2. 结果分析

WoS 核心合集数据库的结果分析功能可以对检索结果进行多角度的数据挖掘和可视化分析，一次最多可以分析 10 万条记录。其可以分析的字段包括作者、出版年、文献类型、出版物标题、基金资助机构、所属机构、国家/地区、研究方向、Web of Science 类别等。通过分析，用户可以了解检索主题在不同学科的分布情况，从事该主题研究的主要机构和人员，以及刊载该主题研究的主要期刊等相关信息。

（四）检索历史

单击检索结果页面上方的"历史"链接，进入检索历史页面，该页面显示了检索式与检索结果，单击"✎编辑"按钮可对该检索式进行进一步编辑，单击"🔔创建跟踪服务"可以保存检索历史或针对该检索历史创建跟踪服务。

（五）检索结果保存

在检索结果页面，勾选需要的文献，单击页面上方的"导出"可保存至 EndNote online、EndNote Desktop 以及保存为其他文件格式，其中保存为其他文件格式（如 RIS、BibTeX、Excel 等）可以选择记录条数和记录内容，可以将结果输出至本地文件。

**Web of Science Core Collection 检索步骤**

## 五、检索举例

检索叶酸（folic acid）预防神经管畸形（neural tube defects）方面的文献，并确定该领域引用次数最高的文献。检索步骤请扫描二维码查看。

本章小结

在线题库

思考题

# 第四章 医学全文数据库检索

1. 掌握：中国知网、万方数据知识服务平台、维普中文期刊服务平台、中华医学期刊全文数据库、ScienceDirect 和 ClinicalKey for Nursing 全文数据库的检索方法与技巧；全文数据库的订阅功能。

2. 了解：中国知网、万方数据知识服务平台、维普中文期刊服务平台、中华医学期刊全文数据库、ScienceDirect 和 ClinicalKey for Nursing 全文数据库的文献涵盖范围。

　　医学全文数据库即收录有医学原始文献全文的数据库，以期刊论文、会议论文以及政府出版物等类型的文献为主。医学全文数据库收录的内容具有原始性，因此所包含的信息更加全面和客观，也可以实现信息的全文检索，即可对文中的任一词进行检索。医学信息本身的专业性较强，一些重要的信息必须通过查阅全文方可获得，因此，医学全文数据库在医学信息检索中是不可或缺的一部分。本章将对医药卫生领域常用的 6 个全文数据库及其检索方法和技巧进行详细介绍。

## 第一节 中国知网

### 一、概况

　　中国知网，又称中国知识基础设施（China National Knowledge Infrastructure，CNKI）工程。CNKI 工程是以实现全社会知识资源传播共享与增值利用为目标的信息化建设项目，由清华大学、清华同方公司发起，始建于 1999 年 6 月。中国知网平台包含学术期刊、图书、学位论文、会议论文、报纸等多种文献信息全文资源。截至 2021 年年底，其学术期刊库收录了中文学术期刊 8 810 余种，其中含北大核心期刊 1 960 余种，网络首发期刊 1 850 余种，共计 5 830 余万篇全文文献，最早可回溯至 1915 年。除中文期刊外，学术期刊库还收录了来自国外 650 余家出版社的 57 400 余种外文学术期刊的文献题录，目前共计 1 亿余篇，提供全文链接。学术期刊库内容以学术、技术、政策指导、高等科普及教育类期刊为主，覆盖自然科学、工程技术、农业、哲学、医学、人文社会科学等各个领域。

　　中国知网的网址为 https：//www.cnki.net。

## 二、检索方法与技巧

中国知网主页如图4-1所示。主页默认为跨库文献检索界面，默认同时在学术期刊、学位论文、会议、报纸、标准、成果、图书和学术辑刊中进行检索。若只需检索其中一种类型的文献，可将其他文献类型数据库前的默认勾选去掉。中国知网提供7种文献信息检索和浏览方式，下面以学术期刊库检索为例分述如下。

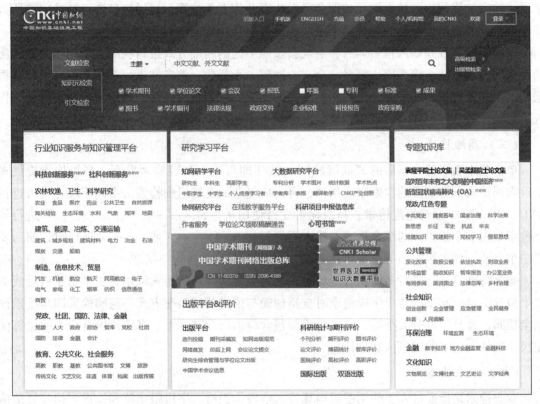

**图4-1 中国知网主页**

### (一) 检索技术

中国知网支持 AND、OR 和 NOT 布尔逻辑运算符检索，三种逻辑运算符的优先级相同，如需改变运算顺序，需用括号将优先运算的条件括起，应注意运算符前后均需空一个字节。

### (二) 基本检索

中国知网主页面即基本检索界面，仅提供一个检索输入框，选择检索入口（字段范围）后在输入框中输入检索词或检索式即可完成一个基本检索，或者单击文献类型数据库名称也可进入单库基本检索界面，如单击"学术期刊"可进入学术期刊库基本检索界面。基本检索默认为主题字段检索，主题字段属于标引字段，该字段内容包含一篇文章的所有主题特征，同时中国知网在检索过程中嵌入了专业词典、主题词表、中英对照词典、停用词表等工具进行辅助查词，并采用关键词截断算法，将低相关或微相关文献进行截断，提高查全率和查准率。用户可通过下拉按钮选择其他字段。可检索字段主要分为三个大类，分别为篇章信息字段〔主题、篇关摘（篇名、关键词、摘要）、关键词、篇名、摘要、小标题、全文、参考文献、基金、中图分类号、DOI〕、作者/机构字段（作者、第一作者、通讯作者、作者单位、第一单位）以及期刊信息字段（期刊名称、ISSN、CN、栏目信息）。

　　基本检索页面针对主题、篇名、关键词、摘要和全文字段有检索词补全提示。对于作者字段，输入检索词后，检索引导功能会显示作者及作者单位提示，通过勾选可精准定位所查找作者。此外，基金及期刊名称两个字段也具有引导功能。

　　选择不同字段并输入检索词后，系统会按照不同的匹配方式进行匹配。采用相关度匹配的检索项包括主题、篇关摘、篇名、全文、摘要、小标题、参考文献、期刊名称，系统会根据检索词在该字段的匹配度，得到相关度高的结果。采用精确匹配的检索项包括关键词、作者、第一作者、通讯作者；采用模糊匹配的检索项包括作者单位、基金、分类号、DOI。

　　（三）高级检索

　　单击基本检索输入框后的"高级检索"按钮即可进入高级检索界面。高级检索提供多个检索词输入框和更多的检索限定条件，可完成复杂的逻辑组配检索。不同字段之间可进行AND、OR、NOT逻辑组配检索。高级检索支持使用运算符 *、+、-、"、""、（）进行同一检索项内多个检索词的组合运算。输入运算符 *（与）、+（或）、-（非）时，前后要空一个字节，优先级需用英文半角括号确定。若检索词本身含空格或 *、+、-、（）、/、%、=等特殊符号，进行多词组合运算时，为避免歧义，须将检索词用英文半角单引号或英文半角双引号引起来。各个字段检索时支持精确与模糊两种匹配方式，精确检索即与检索词完全相同，并且不区分大小写，模糊检索即包含检索词及其词素。多字段组合检索的运算优先级，按从上到下的顺序依次进行。

　　（四）专业检索

　　专业检索是指通过人工使用逻辑运算符、字段标识符、字段限定符和检索词构建复杂检索表达式的一种检索方式。常用字段标识符包括主题（SU）、题名（TI）、篇关摘（TKA）、关键词（KY）、摘要（AB）、全文（FT）、作者（AU）、第一作者（F1）、作者单位（AF）、期刊名称（JN）等。用户可以使用AND、OR、NOT等逻辑运算符，或者使用括号将表达式进行组合。需要注意的是，所有符号及英文字母等都必须使用英文半角字符。在构建检索表达式时，可利用星号（*）、加号（+）和减号（-）表示"并且包含""或者包含"及"不包含"。例如，检索钟南山院士发表的有关新型冠状病毒方面的文献，可利用如下检索式：SU = 新型冠状病毒 AND AU = 钟南山。专业检索的检索限定条件与高级检索一样。

　　（五）作者发文检索

　　用户可以通过作者或第一作者与作者单位的逻辑组配来检索某一作者发表的文章。需要注意的是，在使用作者单位检索时，应综合比较精确检索和模糊检索的检索结果，以防漏检。

### （六）句子检索

句子检索多用来检索某些事实性信息，其通过在同一句话或者同一段话中含有某些关键词来检索相关的文献。

### （七）一框式检索

一框式检索与基本检索相同。

### （八）出版来源导航

单击中国知网首页基本检索界面输入框后的"出版物检索"，即可进入出版来源导航页面。单击"出版来源导航"后的下拉按钮，可分别进入期刊导航、学术辑刊导航、学位授予单位导航、会议导航、报纸导航、年鉴导航和工具书导航页面。其中，期刊导航支持根据学科、卓越期刊、数据库刊源、主办单位、出版周期、出版地，以及核心期刊等角度对期刊进行导航浏览，同时支持通过刊名（曾用刊名）、主办单位、ISSN 和 CN 等字段进行检索。

## 三、 检索结果的处理

### （一）检索结果的显示

在检索结果显示页面，检索结果默认按照发表时间由新到旧排序列表，也可单击"排序："后的"相关度""被引"或"下载"改变排序方式。单击"批量下载"可批量下载文献，下载文献需导入"知网研学（原 E – Study）"客户端进行阅读。单击"列表"或"详情"按钮可切换检索结果显示格式。单击检索结果列表左上角的"中文"或"外文"可快速对检索结果按语种进行筛选。

### （二）单篇文献详细信息显示

在检索结果页面中单击文献题名链接，即可进入单篇文献详细信息显示页面，如图 4 – 2 所示。页面左侧的"文章目录"展示了这篇文章的基本机构。页面右侧显示这篇文章到目前为止的被引频次以及引证文献。页面下方的"核心文献推荐"是系统对这篇文章的主题特征进行分析提取后，给出的这篇文章可能延伸出的学科分支和发展方向，并据此推荐的一些相关核心文献。页面下方的"引文网络"以图形化方式直观展示了这篇文章的参考文献、二级参考文献、引证文献、二级引证文献以及共引文献和同被引文献，单击这些文献名称超链接，即可在下方展示具体文献内容。另外，单击"关联作者"可查看参考文献及施引文献的作者。单击"相似文献"，可查看与当前文献内容较为接近的文献，单击"读者推荐"，可查看下载该文献的读者同时下载的其他文献，单击"相关基金文献"可查看与这篇文章同一基金支持发表的引证文献。单击摘要下方的"CAJ 下载"或"PDF 下载"可分别下载 CAJ 或 PDF 格式的全文，其中 CAJ 格式文件需要安装 CNKI 网站上的 CAJViewer 阅读器才能打开阅读。注册并登录个人账户后，单击"记笔记"可进行笔记摘录。单击"引用"图标可将当前记录导出为参考文献格式。单击"收藏"图标可将当前结果添加至个人收藏。

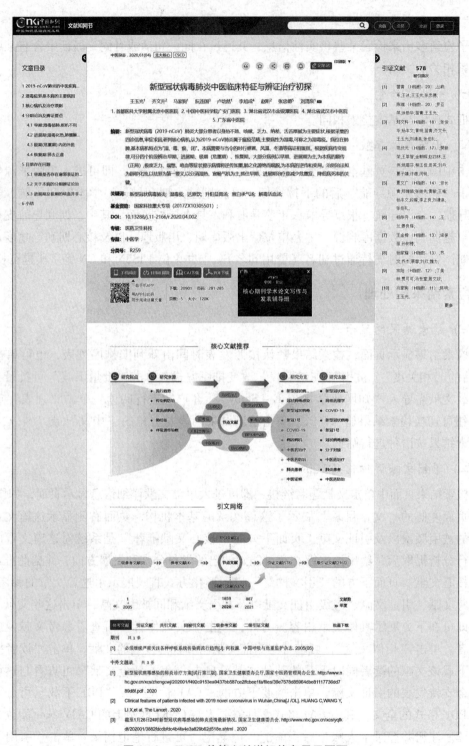

图 4－2　CNKI 单篇文献详细信息显示页面

（三）检索结果的导出下载及可视化分析

在检索结果显示页面，按需勾选需要的检索结果，单击"导出与分析"下的"导出文献"选项，选择文献导出的格式即可导出选中的检索结果，生成纯文本格式文件。单击"导出与分析"下的"可视化分析"，选择"已选结果分析"或是"全部检索结果分析"，即可对相关文献集合从各种量化指标、总体趋势、文献关系网络以及各种特征分布等角度进行可视化分析。

（四）检索历史

单击检索结果页面上端的"检索历史"按钮可以浏览执行过的检索策略（或检索式），用户可对检索式重新运算，或者删除不需要的检索式。

中国知网检索
步骤

## 四、检索举例

检索有关单克隆抗体治疗类风湿关节炎方面的中文期刊文献。检索步骤请扫描二维码查看。

# 第二节　万方数据知识服务平台

## 一、概况

万方数据知识服务平台是由万方数据股份有限公司开发的信息资源平台，整合数亿条全球优质知识资源，集成期刊、学位、会议、科技报告、专利、标准、科技成果、法规、地方志、视频等十余种知识资源类型，覆盖自然科学、工程技术、医药卫生、农业科学、哲学政法、社会科学、科教文艺等全学科领域，实现海量学术文献统一发现及分析，支持多维度组合检索，适合不同用户群研究。万方智搜致力于"感知用户学术背景，智慧你的搜索"，帮助用户精准发现、获取与沉淀知识精华。

万方数据知识服务平台的期刊数据库包括国内期刊和国外期刊，截至2021年年底，其国内期刊共8 000余种，涵盖自然科学、工程技术、医药卫生、农业科学、哲学政法、社会科学、科教文艺等多个学科；国外期刊共包含40 000余种世界各国出版的重要学术期刊，主要来源于NSTL外文文献数据库以及数十家著名学术出版机构，以及DOAJ、PubMed等知名开放获取平台。

万方数据知识服务平台网址为http：//g. wanfangdata. com. cn，首页如图4-3所示。

## 二、检索方法与技巧

平台主要提供基本检索、高级检索、专业检索、作者发文检索、二次检索和期刊导航6种方式检索或浏览文献。

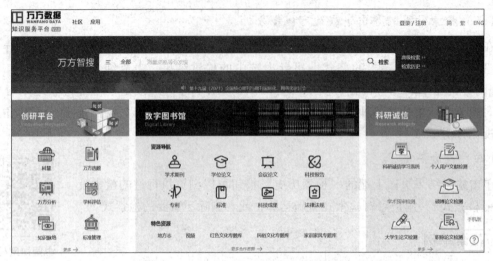

图 4 - 3　万方数据知识服务平台首页

（一）基本检索

平台首页即基本检索界面，其提供一个检索词输入框检索文献，在输入框上方可选择要检索的文献资源类型，系统默认为在全部文献资源类型中进行跨库基本检索。为方便介绍，以下主要以检索期刊文献为例介绍检索方法和技巧。

在基本检索页面中，用户可以通过构建 PQ（PairQuery）检索式进行检索。每个 PQ 检索式由多个空格分隔的部分组成，每个部分称为一个 Pair，每个 Pair 由冒号分隔符 ":" 分隔为左右两部分，":" 左侧为限定的检索字段，右侧为要检索的词或短语。例如，用户在检索框中可选择题名、关键词、摘要、作者、作者单位、刊名、基金和中图分类号等字段，然后输入对应的检索词即可进行检索。此外，用户还可以同时输入多个字段及检索词，多字段之间的空格默认为逻辑与的关系。例如，在检索框中输入"题名：银屑病关节炎 题名：诊断"，则可以检索到题名为银屑病关节炎诊断方面的文献。在 PQ 检索式中，用户还可以在检索词部分用双引号（" "）表示精确匹配检索。

（二）高级检索

单击基本检索输入框后的"高级检索"按钮即可进入高级检索页面。高级检索页面支持从文献类型、检索信息、发表时间以及智能检索 4 个维度进行组合检索。文献类型维度允许用户单选或多选期刊论文、学位论文、会议论文、专利、中外标准、科技成果、法律法规、科技报告、新方志 9 种文献类型进行单库或跨库检索。检索信息维度提供多个检索行供用户编制复杂检索策略。每个检索行可选择全部字段、主题、题名或关键词、题名、第一作者、作者单位、作者、关键词、摘要、中图分类号、DOI、基金、期刊刊名、期刊 ISSN 或者期刊 - 期等字段进行检索，其中主题字段为题名、关键词及摘要的复合字段。输入检索词后，可以选择"模糊"或"精确"匹配，各个字段之间可以选择与、或、非逻辑运算。根据需要用户可单击第一检索行前的" + "" - "按钮添加或删减检索行。发表时间维度提供检索范围的年度限定。智能检索维度提供"中英文扩展"和"主题词扩展"选项，前者是指对检索词进行中英文表达转换检索，以扩大检索范围；后者是指同时对检索词进行主题词转换检索，目的也是扩大检索范围。

（三）专业检索

在高级检索页面单击"专业检索"标签可进入专业检索页面。在专业检索方式中，用户可通过在检索框旁边的"可检索字段"中单击对应的可检字段选择所需字段，并根据需要单击"添加逻辑关系"实现检索式的构建。构建检索式时，用户还可以单击"推荐检索词"，输入检索要点，单击"搜索相关推荐词"即可获得系统推荐的检索词。

（四）作者发文检索

在高级检索界面单击"作者发文检索"标签可进入作者发文检索界面。作者发文检索提供作者、第一作者以及作者单位字段，以精确检索某一作者的全部文章或学术成果。对作者单位可选择精确、模糊或完全匹配检索。若某一检索行仅输入作者名称，则系统默认作者单位为上一行的作者单位。

（五）二次检索

在基本检索的检索结果页面中，用户还可通过在标题、作者、关键词、刊名以及起始年和结束年等字段中输入检索词，单击"结果中检索"，实现对检索结果的二次检索。此外，用户还可以通过单击单条记录中的关键词链接，实现该关键词与检索策略的逻辑与运算。

（六）期刊导航

单击平台首页页面右下侧的"期刊"，可进入期刊基本检索和期刊导航页面，如图 4 - 4 所示。单击页面左侧的学科分类，如"医药卫生"即可显示预防医学与卫生学、医疗保健、临床医学等相关学科的期刊。单击页面中间的"核心收录"，可分别筛选 CSTPCD（中国科技核心刊）、CSSCI（中文社会科学核心刊）、北大核心刊或 SCI、EI 收录期刊。单击期刊封面超链接，用户可进入该刊主页，浏览期刊基本信息、特色栏目、统计分析、期刊简介、征稿启事、文献计量信息，并可通过"文章浏览"栏目逐年、逐卷、逐期浏览文章及其全文。

## 三、 检索结果的处理

（一）检索结果显示

执行检索后，进入检索结果页面，如图 4 - 5 所示。检索结果默认按照相关度进行排序，单击"排序"后的相关按钮，也可按照出版时间、被引频次、下载量进行排序。默认显示全部检索结果，单击"获取范围"下拉菜单，还可以选择过滤显示仅免费全文、仅全文、仅原文传递、仅国外出版物的检索结果。

检索结果页面左侧是按各种特征过滤筛选检索结果，以缩小检索范围，提高查准率，如按"年份"筛选不同年度的文献；按"学科分类"显示不同学科的文献分布；按"核心"

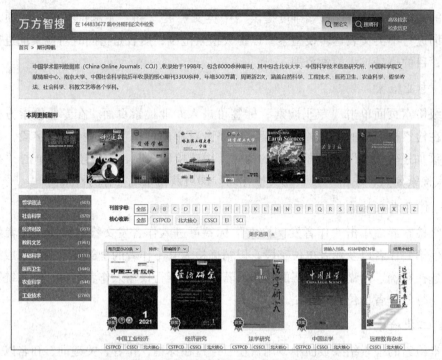

**图 4 - 4　万方数据知识服务平台期刊导航页面**

过滤归属不同核心期刊标准的检索结果；按"刊名""语种""来源数据库""出版状态""作者"及"机构"等属性过滤检索结果。

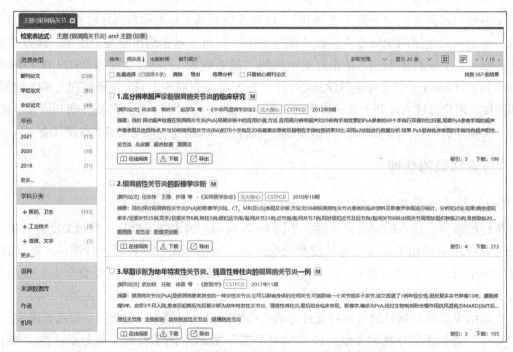

**图 4 - 5　万方数据知识服务平台检索结果页面**

（二）单篇文献详细信息显示

用户在检索结果页面中单击文献题名链接，即可进入单篇文献详细信息显示页面，如图4-6所示。单击题名旁边的"M"图标，可查看该文献的万方计量指标（包括文摘阅读量、下载量、第三方链接量以及被引频次）。单击页面上方的"收藏""导出"及"分享"等可对当前结果执行对应操作。用户注册并登录后，可单击个人账户下的"我的书案"查看个人万方书案的收藏文献。单击关键词、作者单位和作者旁边的折线图标，可对当前关键词、作者单位和作者进行主题分析或趋势分析等。单击各类超链接，可获取对应关键词、作者、作者单位及期刊发表的文献。单击页面下方的"引文网络"，可查看当前记录的参考文献和引证文献。单击"相关文献"可查看与当前文献研究主题相同或者相近的论文。单击"媒体资源"，可查看内容相同或者相近的博文及视频。单击"相关主题""相关机构"或"相关学者"可分别查看与本文献内容关联性较高的研究主题、与本文研究主题相近的高发文机构或高发文作者。

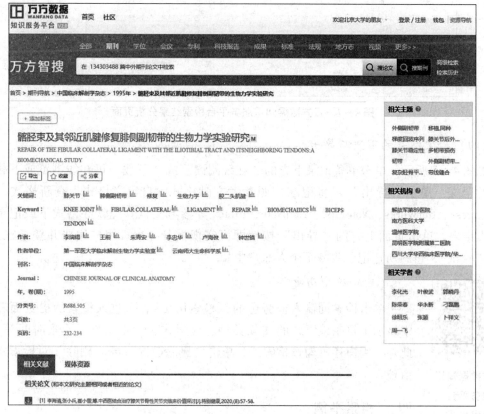

图4-6 万方数据知识服务平台单篇文献详细信息显示页面

（三）检索结果分析

如图4-5所示，检索结果页面左侧按照不同年份、学科分类、核心期刊来源、语种等角度对检索结果进行筛选。单击文献题名上方的"结果分析",可进入检索结果分析页面,如图4-7所示,在该页面,用户可按照年份、作者、机构、学科、期刊、基金、资源类型以及关键词等角度对检索结果进一步分析。

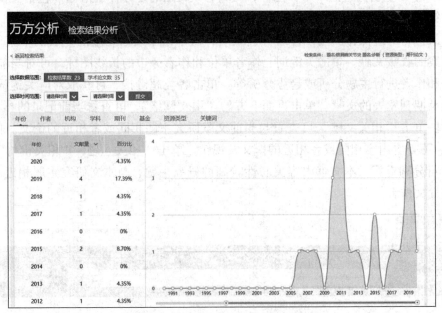

图4-7 万方数据知识服务平台检索结果分析页面

（四）检索结果的下载与导出

如图4-5所示,单击单条记录下方的"在线阅读"或"下载"可在线浏览或下载该条记录的全文。单击"导出"可将记录按照参考文献格式、自定义格式、查新格式,以及NoteExpress、RefWorks、NoteFirst、EndNote、Bibtex等参考文献管理软件格式下载记录。复选检索结果,单击页面上方的"导出"按钮即可实现批量导出。用户注册并登录账户后,单击"收藏",可将所选记录收藏至个人账户中。

（五）检索历史

单击检索词输入框旁边的"检索历史",可进入检索历史页面。页面中显示了每条检索式的文献类型、检索式、检索结果、检索时间等信息。此外,用户还可勾选检索式,单击"删除已选"或"删除"对检索式进行清理。

万方数据知识
服务平台
检索步骤

## 四、检索举例

检索有关腓侧副韧带修复的期刊文献。检索步骤请扫描二维码查看。

## 第三节 维普中文期刊服务平台

### 一、概况

维普中文期刊服务平台为重庆维普资讯有限公司开发，该公司的前身为中国科学技术情报研究所重庆分所数据库研究中心。中文期刊服务平台作为该公司的核心产品，截至 2021 年年底，收录了 15 300 余种中文期刊，其中现刊 9 456 种，其中有 1 973 种北大核心期刊，文献总量达 6 900 余万篇，文献最早可回溯至 1989 年，部分期刊可回溯至创刊年。维普中文期刊服务平台所收录期刊主要涉及医药卫生、农业科学、机械工程、自动化与计算机技术等 35 个学科大类，457 个学科小类。平台网址为 http：//lib. cqvip. com，首页如图 4 - 8 所示。

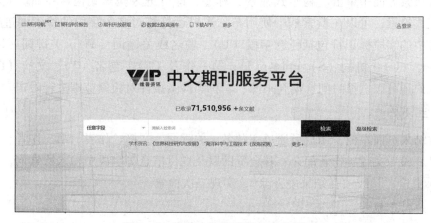

**图 4 - 8 维普中文期刊服务平台首页**

### 二、检索方法与技巧

维普中文期刊服务平台主要提供基本检索、高级检索、检索式检索、二次检索和期刊导航 5 种检索和浏览文献的方式。

（一）基本检索

平台首页即基本检索界面，属于一框式检索。基本检索页面检索框中输入的所有字符均被视为检索词，不支持任何逻辑运算；如果输入逻辑运算符，将被视为检索词或停用词进行处理。此外，基本检索除默认在任意字段中执行检索外，还可通过下拉箭头选择其他字段，这些字段包括题名或关键词、题名、关键词、文摘、作者、第一作者、机构、刊名、分类号、参考文献、作者简介、基金资助及栏目信息等。

（二）高级检索

单击基本检索输入框后的"高级检索"进入高级检索界面。高级检索提供多个检索式输入框，支持多个检索字段间的逻辑组配检索，可通过"＋""－"按钮增添或删减检索行。高级检索的检索框可支持"并且"（AND/and/＊）、"或者"（OR/or/＋）、"非"（NOT/not/－）三种简单逻辑运算，逻辑运算符前后须空一格，运算符优先级为：NOT ＞ AND ＞ OR，且可通过英文半角括号进一步提高优先级。表达式中，检索内容包含 AND/and、NOT/not、OR/or、＊、－等运算符或特殊字符检索时，需加半角引号单独处理。精确检索请使用检索框后方的"精确"选项。高级检索支持的检索字段与基本检索相同。

输入检索词后，用户可单击检索框中的"同义词扩展＋"，系统会显示检索词的可能同义词，可自行判断并进行选择。除提供的同义词之外，系统还支持自定义同义词，多个同义词之间用分号（;）隔开。在检索式输入框下面，高级检索还提供收录时间、期刊范围和学科等限定条件对检索结果进行限制检索，以缩小检索范围，提高查准率。

（三）检索式检索

在高级检索界面中单击"检索式检索"标签，即可进入检索式检索界面。检索式检索也属于一框式检索，可以在检索框中使用布尔逻辑运算符对多个字段的检索词进行组配检索。检索式中的字段标识符包括任意字段（U）、题名或关键词（M）、关键词（K）、作者（A）、分类号（C）、机构（S）、刊名（J）、第一作者（F）、题名（T）、文摘（R）。执行检索前，用户还可以选择时间、期刊来源、学科等检索条件对检索范围进行限定。

（四）二次检索

在检索结果页面左侧，用户可通过在题名、关键词、文摘、作者、第一作者、机构、刊名、分类号、参考文献、作者简介、基金资助以及栏目信息等字段中输入检索词，单击下方的"在结果中检索"或"在结果中去除"，实现二次检索。

（五）期刊导航

在平台任意界面的顶端都有"期刊导航"超链接，单击链接即可进入期刊导航页面。期刊导航将平台收录的中文期刊按首字母顺序、学科分类、核心期刊归类、国内外数据库收录、省市地区归类、主题归类等方式进行组织和排列，方便用户从不同角度浏览查询特定期刊。页面左侧也提供刊名、ISSN、主办单位、主编等字段快速检索定位某本期刊。找到某本期刊并单击封面链接后，可进入期刊主页，浏览期刊基本信息和分析评价报告，并能逐年、逐期、逐页浏览每篇文献及其全文。

## 三、检索结果的处理

（一）检索结果显示

维普中文期刊服务平台检索结果页面如图 4-9 所示。检索结果页面左侧为二次检索以及根据年份、学科、期刊收录、主题、期刊、作者及机构对检索结果进行的聚类。在页面上方，用户可通过单击相关按钮，将检索结果按照相关度、被引量、时效性进行排序，还可通过单击"文摘""详细"及"列表"选项选择不同的显示方式。

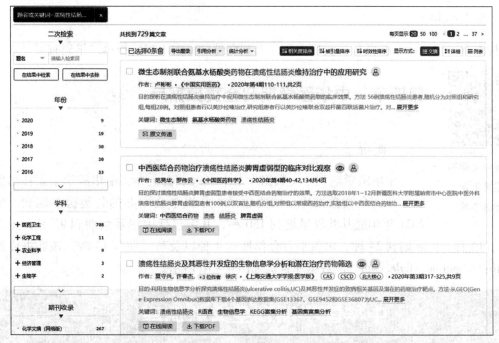

图 4-9　维普中文期刊服务平台检索结果页面

（二）检索结果分析

1. 检索结果的引用分析

单击检索结果页面上方的"引用分析"项目下的"参考文献"和"引证文献"，可分别获取选定文献的参考文献和所有引用选定文献的文献。

2. 检索结果的统计分析

单击检索结果页面上方的"统计分析"，可从学术成果产出、主要发文人物、主要发文机构、文章涉及主要学科以及主要期刊等角度对选定或所有结果进行统计分析。

（三）检索结果的下载和导出

单击检索结果页面上方的"导出题录"按钮，可导出选定结果的题录信息。维普中文期刊服务平台支持文本、查新、参考文献、XML、NoteExpress、EndNote、NoteFirst、Excel以及自定义等导出格式。在单条记录中，可通过单击"在线阅读"或"下载PDF"实现订阅文献的阅读和本地下载。对于未订阅文献，可通过单击"原文传递"通过CALIS原文传递服务获取全文。

（四）检索历史

单击高级检索页面下方或者检索结果页面检索词输入框旁边的"检索历史"，可进入检索历史页面。检索历史页面显示了检索表达式及对应的检索结果数量，方便用户对多个检索策略进行对比。此外，用户还可以通过单击每条检索式中的"订阅"按钮，实现文献订阅。

## 四、 检索举例

检索有关溃疡性结肠炎药物治疗方面的期刊文献。检索步骤请扫描二维码查看。

维普中文期刊
服务平台
检索步骤

# 第四节　中华医学期刊全文数据库

## 一、 概况

中华医学期刊全文数据库是中华医学会主办，中华医学杂志社出版发行的期刊全文数据库，主要收录中华医学会主办的各类医学期刊。截至2021年年底其共收录期刊150种，其中包括中华系列期刊93种，中国系列期刊14种，国际期刊24种，出版平台合作期刊4种以及英文期刊13种。该数据库网址为 http：//journal. yiigle. com。该数据库首页如图4–10所示。

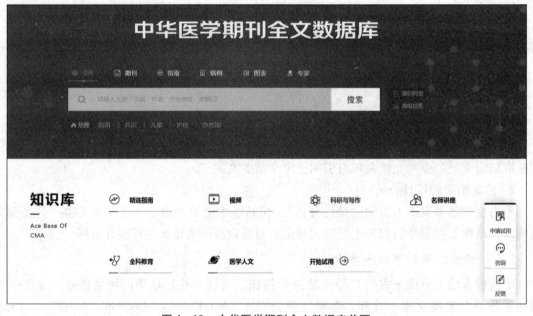

图4–10　中华医学期刊全文数据库首页

## 二、 检索方法与技巧

中华医学期刊全文数据库主要提供基本检索、高级检索、期刊列表等3种检索和浏览文献的方式。

（一）基本检索

数据库首页默认为全库基本检索页面，在输入框中输入主题、文献标题、作者、关键词或期刊名称等即可进行检索。用户可通过选择检索词输入框上方的选项卡在全库、指南、病例及图表中执行检索。

（二）高级检索

在数据库首页中，单击检索词输入框旁边的"高级检索"即可进入高级检索页面。高级检索提供多个检索行，支持多个字段的逻辑组配检索，通过"＋""－"按钮可以增添或删除检索行。每个检索行的检索范围（检索入口）默认为在全部字段中执行检索，用户还可以通过下拉箭头选择主题、标题、关键词、第一作者、通信作者、第一/通信作者、所有作者、作者单位、刊名、基金以及摘要等字段。在一个输入框中输入多个检索词时中间需加空格，检索词之间的关系为逻辑"与"。用户还可通过勾选"模糊匹配"或单击下拉按钮"精确匹配"调整检索策略。在检索词输入框的下方，用户可以按照文献分类（文献类型、研究类型及研究方法）和发表时间对检索进行进一步限定。输入检索词并确定限定条件后，在页面右上角的"检索表达式"框中会自动生成检索表达式。系统默认关闭检索式编辑功能，如需进行表达式编辑，可单击页面右上角的"设置"按钮，在专业模式设置中，反选"关闭检索式编辑功能"，并保存设置；也可直接单击"检索表达式"旁的锁形按钮开关，打开或关闭检索式编辑功能。

（三）期刊列表

在数据库首页，单击检索词输入框旁边的"期刊列表"，即进入期刊列表页面。用户可通过系列分类和学科分类浏览期刊。单击期刊图标，即进入期刊主页面。以《中华心血管病杂志》为例（见图4-11），页面上方为杂志介绍及杂志社联系方式介绍。逐级选择年代、年份、期号以及本期栏目，可实现某一期内容的浏览。单击"本期封面下载"和"本期目录下载"，可直接下载当期封面和目录。此外，在"期内检索"和"刊内检索"旁的检索词输入框中，可输入检索词，在同一期或当前期刊内执行检索。页面右侧还显示了该期刊的引证指标变化情况。

## 三、　检索结果的处理

（一）检索结果显示

以检索"肿瘤坏死因子抑制剂在关节炎治疗中的应用"为例，检索结果页面如图4-12所示。页面左侧按照学科分类、发表年度、文献类型、期刊类型、研究类型及研究方法对检索结果进行了聚类。页面中间显示了检索结果。页面右侧显示了检索结果的年度分布、相关图表、相关疾病、机构分布及作者分布情况，用户通过单击对应条目，可快速实现对检索结果的精炼。

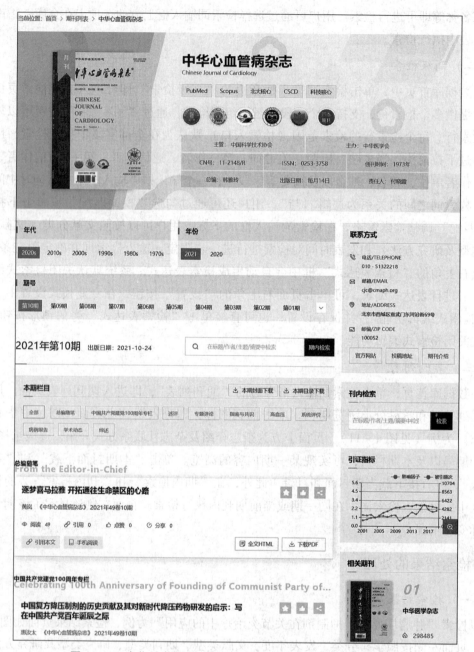

图 4-11　中华医学期刊全文数据库《中华心血管病杂志》页面

（二）二次检索

用户可通过在检索结果页面上方的检索词输入框（主题词/文题/关键词、作者、作者单位、期刊名称等）中输入检索词，实现二次检索。

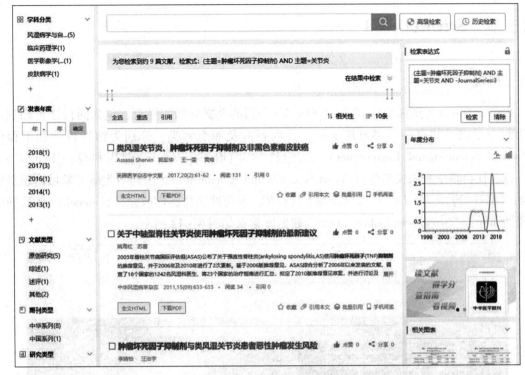

**图 4 – 12　中华医学期刊全文数据库检索结果页面**

（三）检索结果的下载和导出

在单条记录中，用户可通过单击"全文 HTML"或"下载 PDF"实现全文浏览或下载。单击"引用本文"可直接复制记录的参考文献格式或直接将其导出至参考文献管理软件。单击"批量引用"，则将逐条添加记录，单击页面右侧的蓝色圆形图标，即可实现多条记录参考文献格式的复制和导出。

（四）检索历史

单击检索结果页面右上角的"历史检索"按钮，即可进入检索历史页面。页面显示了具体的检索策略、检索结果及检索时间。用户可通过单击每条记录前方的"组合"下拉按钮，对多条检索策略进行 AND、OR 及 NOT 运算。

## 四、检索举例

检索有关肿瘤坏死因子抑制剂在关节炎治疗中应用的期刊文献。检索步骤请扫描二维码查看。

中华医学期刊
全文数据库
检索步骤

## 第五节　ScienceDirect

### 一、概况

　　ScienceDirect（简称 SD）是荷兰 Elsevier 公司的全文数据库平台，包含同行评审期刊与数万种电子书，共有一千多万篇文献。其内容涉及四个大类，分别为物理科学和工程学（Physical Sciences and Engineering）、生命科学（Life Sciences）、健康科学（Health Sciences）、社会科学和人文科学（Social Sciences and Humanities），医药卫生研究领域内顶级期刊如《柳叶刀》（*The Lancet*）、《细胞》（*Cell*）等均被该数据库收录。ScienceDirect 数据库网址为 http：//www.sciencedirect.com，数据库首页如图 4-13 所示。

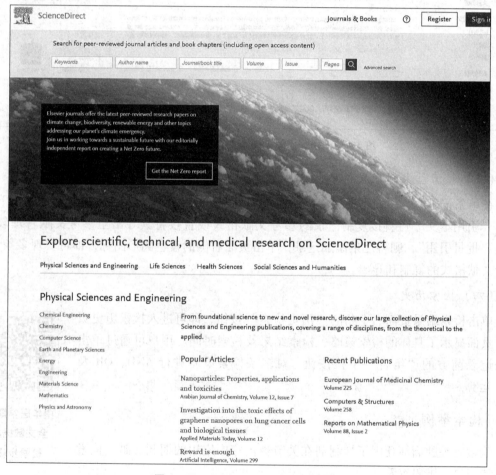

图 4-13　ScienceDirect 数据库首页

## 二、 检索方法与技巧

### （一）检索技术

#### 1. 布尔逻辑检索

SD 支持 AND、OR 及 NOT（或"－"）三种布尔逻辑运算符的检索。在基本检索框内输入多个检索词时，检索词之间默认为 AND 关系。运算符优先级为：NOT > AND > OR，可用括号改变运算顺序。需要注意的是，为避免错误结果，仅应在检索式的最后使用 NOT。对于固定词组或短语的检索，应使用引号将其引起，避免发生歧义。

#### 2. 短语检索

英文双引号（" "）表示短语检索，在这种检索模式下，检索词以短语形式执行检索，并忽略其中的标点符号。

### （二）检索方法

#### 1. 浏览

SD 主页中显示了物理科学及工程学（Physical Sciences and Engineering）、生命科学（Life Sciences）、健康科学（Health Sciences）以及社会及人文科学（Social Sciences and Humanities）4 个学科大类，每个大类中显示了该领域内的热门文章（Popular Articles）和最新发表文章（Recent Publications）。每个学科大类下显示了具体的小类，单击具体的超链接，可查看对应小类中的资源，如单击健康科学大类中的药理学、毒理学和药学（Pharmacology, Toxicology and Pharmaceutical Science），即可查看该小类中的所有资源。SD 主页页面下方提供根据期刊标题字顺浏览期刊的入口。此外，用户还可通过单击页面下方的"open access journal directory"（浏览开放获取期刊目录）及"publications with open access articles"（具有开放获取文献的出版物）查看 SD 平台上的开放获取出版物。

#### 2. 快速检索（Quick Search）

SD 主页的页面上方为快速检索框，用户可根据关键词（Keywords）、作者姓名（Author name）、期刊标题（Journal title）以及卷（Volume）、期（Issue）及页码（Pages）等信息检索相关文献。

#### 3. 高级检索（Advanced Search）

单击快速检索框后的高级检索链接进入高级检索页面，如图 4 - 14 所示。"Find articles with these terms"（检索全文）是指 SD 将在除参考文献之外的所有内容中执行检索。"Author（s）"（作者检索）是指 SD 仅检索文档中的作者字段。在"In this journal or book title"（期刊或书名检索）中输入期刊或者书名时，SD 会推荐期刊或书名列表供用户选择，以便于执行期刊或书名检索。"Title, abstract or author - specified keywords"（标题、摘要或关键词）是指 SD 仅在标题、摘要或关键词字段中执行检索。同时，SD 还支持通过年、卷、期及页码、ISSN 或 ISBN 等对检索进行限定。此外，用户还可以通过勾选综述（Review articles）、专利报告（Patent reports）或研究论文（Research articles）等文献类型，对检索范围进行进一步限定。

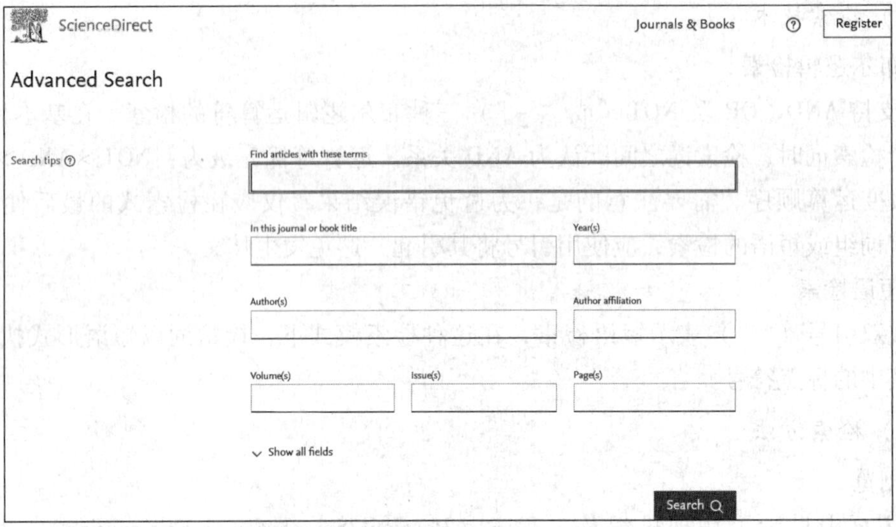

**图 4 – 14　ScienceDirect 高级检索页面**

## 三、检索结果的处理

### （一）检索结果显示

检索结果页面如图 4 – 15 所示。结果默认按照与检索策略的相关度（Relevance）进行排序，单击 Relevance 旁边的 date 按钮，可按照出版日期由新到旧对检索结果进行排序。单击文章题名超链接，可以获得文章 HTML 格式的全文，用户也可以直接单击"Download PDF"（下载 PDF 文件）下载 PDF 格式的全文。

### （二）检索结果精炼

检索结果页面左侧是系统提供的检索结果的精炼（Refine by）功能。用户可按照出版年（Years）、文献类型（Article type）、出版物名称（Publication title）、主题领域（Subject areas）及获取类型（Access type）等聚类项对检索结果进行进一步精炼，缩小检索范围。

### （三）单篇文献详细信息显示

在检索结果页面中单击题名超链接，进入单篇文献详细信息显示页面，如图 4 – 16 所示。单击页面上方的"Download PDF"（下载 PDF）可下载全文，单击"Export"（导出），可选择直接导出至 Mendeley 或 Refworks，或导出 RIS、BibTex 或文本格式。单击"Share"（分享），可通过 E – mail 及 LinkedIn 等平台分享文献信息。单击作者超链接，页面右侧会弹出该作者的单位信息和其他已发表的文章。单击摘要下方的该期的前一篇文献（Previous article in issue）或该期的后一篇文献（Next article in issue），可快速浏览该期发表的其他文

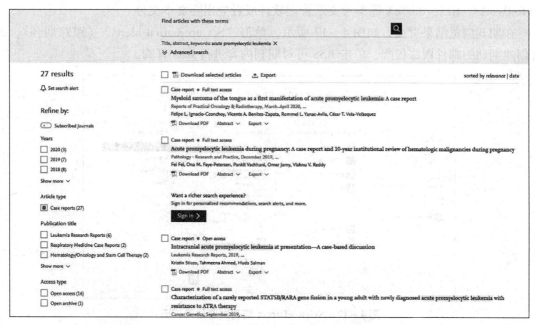

**图 4 – 15  ScienceDirect 检索结果页面**

献。单击页面右侧的推荐文章（Recommended articles），可查看系统推荐的与当前文献内容相关的文献。单击施引文献（Citing articles），可查看引用该文献的文献。单击页面左侧的大纲（Outline）项目下的超链接，可快速定位至全文中对应的内容。单击图（Figures）和表格（Tables）可快速定位至全文对应的图表位置。

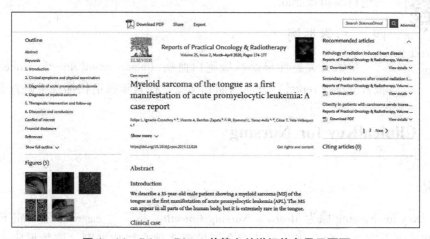

**图 4 – 16  ScienceDirect 单篇文献详细信息显示页面**

（四）检索结果下载、导出及创建跟踪服务

在检索结果页面，用户可在勾选需要的文章后，单击"Download selected articles"进行多篇文章的全文批量下载。勾选需要的文章后，用户还可单击 Export 将选中的文献题录导出到 RefWorks、RIS、BibTeX 等参考文献管理软件或者导出为文本文件。

在期刊浏览结果页面，如图 4 – 17 所示，单击"Set up journal alerts"（跟踪期刊），即可创建期刊的邮件跟踪提醒，单击 RSS 可对期刊内容进行 RSS 订阅。

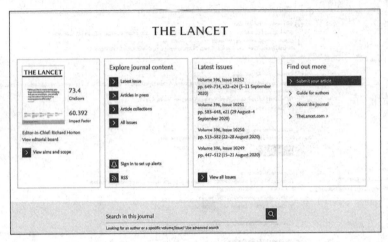

图 4 – 17　ScienceDirect 期刊浏览结果页面

（五）个性化设置

注册账户后，单击页面右上角账户中"My recommendations"（我的推荐），可查看 SD 根据近期检索结果推荐的文献。单击"My search history"（我的检索历史），可查看检索历史。单击"Manage alerts"（管理提醒），可对创建的提醒进行编辑或删除。

**ScienceDirect**
**检索步骤**

## 四、检索举例

检索有关急性早幼粒细胞白血病（acute promyelocytic leukemia）病例报告（case report）方面的期刊文献。检索步骤请扫描二维码查看。

# 第六节　ClinicalKey for Nursing

## 一、概况

ClinicalKey for Nursing 原为 Mosby's Nursing Consult，是荷兰 Elsevier 公司旗下的出版品牌 Mosby 和护理专家委员会合作开发的综合型护理文献在线数据库。该数据库主要内容包括循证护理专论（Mosby's Evidence-Based Nursing Monographs）、护理领域内的经典图书（Books）、期刊（Journals）、临床概览（Clinical Overviews）、临床试验（Clinical Trials）、药物专论（Drug Monographs）、多媒体（Multimedia）、手术视频（Procedure Videos）、临床技能（Clinical Skills）、护理量表（Nursing Scales）、核心措施（Core Measures）、实验室

（Labs）、护理教育者主题（Nurse Educator Topics）、护理实践指南（Guidelines）、患者教育（Patient Education）及护理新知（Clinical Updates）。

该数据库网址为 https：//www. clinicalkey. com/nursing。该数据库首页如图 4 – 18 所示。

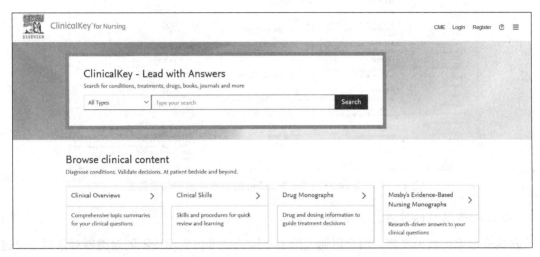

图 4 – 18　ClinicalKey for Nursing 数据库首页

## 二、检索方法与技巧

ClinicalKey for Nursing 主要提供检索和浏览两种方式查询文献。检索方式是类似于 Google 等搜索引擎的一框式检索，方便临床人员快速查找相关信息。如图 4 – 18 所示，页面中间第一行为一框式检索输入框，第二行为按文献类型浏览入口，以及临床计算器工具入口。页面下方为新闻及更新（News and Updates）、其他资源（Other Resources）及护理教育主题（Nurse Educator Topic）。

在一框式检索中，系统默认在所有资源类型中进行检索，也可通过下拉菜单选择一种资源类型进行检索。资源类型包括图书、期刊、临床概览、临床试验、药物专论、临床指南、患者教育、多媒体、手术视频、临床技能、护理量表、循证护理专论、临床更新、核心措施、实验室及临床关注（Clinical Focus）等。输入检索词后，系统会自动提供建议（Suggestions），并提供相关术语供用户选择。

## 三、检索结果的处理

（一）检索结果的显示

ClinicalKey for Nursing 数据库的检索结果页面如图 4 – 19 所示。检索结果默认按照相关度（Relevance）进行排序，单击旁边的下拉按钮，还可按发表日期（Date Published）进行排序。每条记录上方显示了该文献是否具有全文（FULL TEXT ARTICLE）。

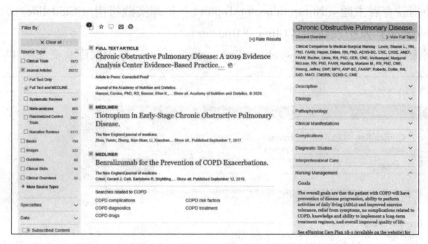

图 4 – 19　ClinicalKey for Nursing 数据库的检索结果页面

（二）检索结果的过滤、下载和输出

**ClinicalKey for Nursing 检索步骤**

在检索结果的页面左侧，用户可通过单击不同选项卡，实现按不同聚类项对检索结果进行过滤，如资源类型（Source Type）、专题（Specialties）及出版日期（Date）等。勾选目标题录，单击结果上方的按钮，可实现检索结果保存（Save）、加入幻灯片（Add to Presentation）、通过邮件发送（E – mail）以及打印（Print）功能。

## 四、检索举例

检索有关慢性阻塞性肺疾病（Chronic Obstructive Pulmonary Disease）患者教育（Patient Education）的资料。检索步骤请扫描二维码查看。

本章小结

在线题库

思考题

# 第五章　临床决策支持系统检索

## 学习目标

1. 掌握：UpToDate、BMJ Best Practice、Micromedex 和 Cochrane Library 的检索方法与技巧；上述四种临床决策支持系统各自提供的信息类型和特点。
2. 了解：临床决策支持系统的概念、临床价值和意义。

临床决策支持系统（Clinical Decision Support System，CDSS）是指运用相关的、系统的临床知识和患者基本信息及病情信息，加强医疗相关的决策和行动，提高医疗质量和医疗服务水平的计算机应用系统。CDSS 包含 5 个正确要素：在诊疗流程中，通过正确的渠道，在正确的时间和正确的干预模式下，向正确的人，提供正确的信息。CDSS 建议的根本目的是评估和提高医疗质量，减少医疗差错，从而控制费用的支出。

与传统的将临床指南、药品使用说明等信息录入知识库中供医生查询浏览的系统完全不同，CDSS 的核心是提供决策支持，而非简单的信息支持。CDSS 运用专家系统的设计原理与方法，模拟医学专家诊断、治疗疾病的过程，基于临床知识库，对信息进行收集、整理、分类、过滤、加工等，建立逻辑关联知识点，并采用警告提醒、信息按钮、成组医嘱、文档管理以及相关数据的表达形式，对疾病进行诊断、治疗、护理、手术、合理用药等方面的决策支持，为临床医生诊断治疗提供建议、提醒、报警、计算、预测方面的决策支持。

绝大部分 CDSS 是基于临床知识库的模式建立的，而临床知识库的核心内容则主要来源于循证医学的研究成果。循证医学，含义为"遵循证据的医学"，其核心思想是在医疗决策中将临床证据、医生经验与患者意愿三者相结合。临床证据主要来自大样本的随机对照临床试验（RCT）的系统性评价或 Meta 分析。

## 第一节　UpToDate

### 一、概况

UpToDate 是由荷兰 Wolters Kluwer（威科）公司推出的临床决策支持系统，可帮助临床医生和药师在疾病诊疗时做出正确决策。在英文版的基础上威科公司开发了 UpToDate 中文产品——UpToDate 临床顾问。UpToDate 临床顾问不仅在内容上与 UpToDate 英文版保持一致，还将中国药物专论数据库整合至专题中，帮助中国医生了解实用临床用药信息，促进合理用药与合理医疗。UpToDate 的特点如下：

① 提供基于循证医学原则的分级推荐意见，汇集全世界数千名著名医生、编辑和同行评议者的智慧，有着强大的编辑群体。

② 使用范围遍及全球。截至 2021 年年底，有 180 多个国家的 110 万名医务人员和 32 000 家医疗机构使用 UpToDate 来提高医疗质量。

③ 提供多平台访问，计算机或者移动设备均可使用。

④ 支持多种语言检索，可以选择汉语、英语、法语、意大利语、日语、荷兰语、韩语、葡萄牙语、西班牙语等进行查询。

⑤ 支持图表搜索，可以搜索数万张图片、图表、视频和插图。

⑥ 数据每日更新。

UpToDate 网址为：https：//www.uptodate.com，其主页如图 5 - 1 所示。UpToDate 临床顾问目前包含以下内容。

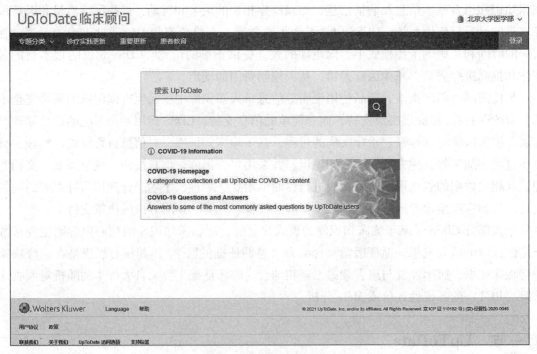

图 5 - 1　UpToDate 主页

（一）药物信息和药物相互作用

UpToDate 临床顾问整合了千余篇合理用药信息的中文药物专论（MCDEX），以及合理用药信息的英文药物专论（Lexicomp）。每篇药物专论通常包含以下内容：一般给药推荐和疾病特有的给药推荐，包括超适应证用药、肝肾功能、肥胖或毒性的剂量调整推荐、新生儿和儿童给药剂量和给药方式、药物不良反应、警告和注意事项（包括具体的细节，如给药前推荐和患者监测参数）、药物给予细节（包括商品名、有效含量和剂型信息、最新的美国食品药品监督管理局特别警告和加拿大药物重要安全性信息）等。药物信息按照专业和对象又细分为药物信息总论、国际简明药物信息、病患药物信息、儿科药物信息、药物治疗新进展、病患教育信息等专题。这些专题药物信息兼顾科普与专业信息服务，为临床医生规范用药提供支持和帮助。

Lexicomp 药物相互作用是一种能提供药物与药物、药物与草药、草药与草药之间相互作用的分析工具。药物相互作用信息整合了世界各地有关药物相互作用的文献和科学知识，提供了一种有效的方式帮助医疗保健专业人员了解有关药物不良事件的信息，如图 5 - 2 所示。

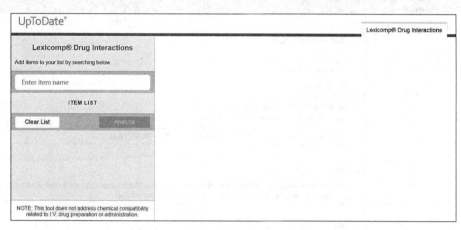

图 5 - 2　Lexicomp 药物相互作用检索界面

（二）患者教育专题

患者教育专题根据临床证据、医生的推荐以及患者的意见撰写，目的是教育患者、方便医生和患者进行沟通，继而推动医患共同制定诊疗决策，让患者参与其自身的诊疗决策，最终实现减少医疗成本，使患者获得更好的临床转归。

患者教育专题提供了千余篇患者教育相关资料，这些资料根据内容的深度分为两种类型：基础篇和高级篇。基础篇通俗易懂，相当于美国 5～6 级阅读水平，更适合想了解疾病概况且喜欢阅读简短易读资料的患者。这部分内容仅提供给 UpToDate 临床顾问的付费用户，目前已有一部分基础篇被翻译成了中文。高级篇的篇幅较长，内容更深入详尽，相当于美国 10～12 级阅读水平，适合想深入了解并且能接受一些医学术语的患者，这部分内容是免费开放给公众的，但是目前仅有英文版。

（三）计算器

UpToDate 还提供 25 个学科专业共计 160 多个医学计算器，可以帮助医生快速进行准确的医学计算。25 个学科专业包括变态反应和免疫学、麻醉学、心血管医学、皮肤病学、急诊医学、内分泌及糖尿病、家庭医学和全科医学、胃肠病学和肝病学、普通外科学、老年医学、血液学、住院医学、传染病、肾脏病和高血压、神经内科、妇产科和女性健康、肿瘤学、姑息治疗、儿科学、初级保健、初级运动保健、精神卫生学、肺和危重护理、风湿病、睡眠医学等。相关的计算器会分别从临床标准和医学方程公式中计算相应的指标。

（四）临床实践指南链接

UpToDate 临床顾问收集了世界卫生组织以及美国、加拿大、欧洲、英国、日本等国家和地区的医学学会发布的临床指南、共识意见的链接，以便用户快速获得最新临床实践指南内容，如图 5-3 所示。

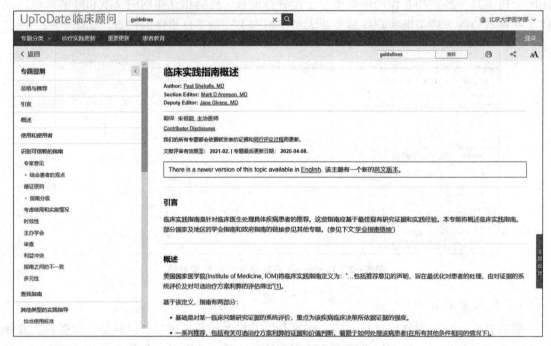

图 5-3　UpToDate 临床实践指南

## 二、检索方法与技巧

（一）整合检索

整合检索是在 UpToDate 主页检索输入框中通过疾病、药物、症状、化验、异常反应或手术术式等检索词或短语查询信息的检索方式。在输入框中可以输入中英文关键词，搜索范围可以限定所有专题、成人、儿童、患者、图表等。多个词或短语之间可以不用运算符号，直接使用空格分隔。作者姓名、期刊名、年代等不能作为检索词。

（二）浏览和查询

1. 专题分类浏览和查询

"专题分类"栏目又分"药物信息""计算器""专科下主题"和"药物相互作用"4项浏览和查询服务。"药物信息"提供按药物信息总论、国际简明药物信息、病患药物信息、儿科药物信息、药物治疗新进展、病患教育信息等方面浏览某种药物的相关信息。"计算器"首先提供按临床学科和字顺方式浏览查询 25 个学科专业 160 多项计算器，选定某个计算器后，输入已知的数据量值和事实，即可根据计算器预设的计算方法算出临床需要的数值。"专科下主题"支持按变态反应和免疫学、心血管医学、老年医学、肿瘤学等 25 个学科专业名称字顺浏览相关临床决策支持信息。

"药物相互作用"可查询药物、草药之间的相互作用情况。在检索框中依次输入要查询的药物名称，如图 5-2 所示，在系统提供的药物列表中匹配，若匹配到相应的药物，则自动添加到下方分析列表中；若没有匹配到结果，检查输入检索词是否有错误，或者替换同义词重新匹配。药物之间相互作用的危险性分为 5 个等级："X"表示避免相互结合，这些药物同时使用通常被认为是禁忌；"D"表示调整治疗方案，药物之间存在相互作用，需要使用其他药物替代；"C"表示要监测治疗，两种药物之间有相互作用，且利大于弊，但要进行治疗效果监测；"B"表示有相互作用，但没有同时使用的临床证据；"A"表示无相互作用。

2. 诊疗实践更新及重要更新浏览

"诊疗实践更新"主要报道一些 UpToDate 预期可能会改变常规临床实践的特定新建议和/或更新。该内容专注于可能对临床实践产生重大和广泛影响的变更，因此并不会记录所有影响临床实践的更新。这些内容基本反映了过去一年 UpToDate 的重要更新，按时间顺序进行排列介绍，并在已确定的主题评论中进行了更详细的讨论。

"重要更新"主要报道 UpToDate 的编辑优选的一些最新和最重要的信息。"重要更新"分为 27 个专科领域，用户通过单击感兴趣的专科名称链接即可阅读这些更新。

3. 患者教育

"患者教育"栏目提供 27 个专科领域的患者教育资料，这些患者教育资料又分为基础篇和高级篇二种级别。基础篇一般是用普通语言编写的小文章（1~3 页），回答了用户关于医疗的 4~5 个最重要的问题，这些文章适用于想要了解总体概述的用户。高级篇比基础篇更详细，一般 5~10 页，这些文章适用于想要了解详细信息而且能够理解专业医疗词汇的用户。

## 三、　检索结果的处理

1. 结果显示格式

（1）简要格式。简要格式包括标题、部分摘要和关键词。用户单击标题或关键词链接，可以显示详细格式。

（2）详细格式。详细格式包括标题、作者、编者、责任编辑、文献评审有效期、专题最后更新日期等。

两种显示格式都提供快捷按钮，如果用户对某部分内容感兴趣，可以直接单击大纲跳转到相应的内容。

2. 保存和打印

用户可将需要的文本内容复制粘贴保存到一个文档中，也可以使用打印命令打印出来，还可以用书签做标记或者与朋友分享。

**UpToDate**
**检索步骤**

## 四、 检索举例

案例的检索步骤请扫描二维码查看。

例 5.1 检索儿童哮喘的药物治疗。

例 5.2 颅内动脉瘤的介入栓塞术的病患信息查询。

例 5.3 某 49 岁男性病患，被送到急诊室时的过去 48 小时一直伴有胸痛的症状。患者的病史包括冠状动脉疾病、胃食管返流病（GERD）、哮喘和高血压。目前，患者使用的药物包括：Advair Diskus1 吸入式，每日两次；albuterol HFA（沙丁胺醇 HFA）；aspirin（阿司匹林）325 mg 每日；Plavix（氯吡格雷）75 mg 每日；Prilosec（奥美拉唑）20 mg 每日；Singulair（并尔宁）10 mg 每日。护士要检查监控沙丁胺醇、阿司匹林、氯吡格雷、奥美拉唑和并尔宁等药物服用后，潜在的药物相互作用是否对患者有影响。

# 第二节　BMJ Best Practice

## 一、 概况

BMJ Best Practice 临床实践简称 BP，是英国医学杂志出版集团推出的循证医学即时诊疗临床决策支持系统。该系统提供权威、实用、指导性强的临床诊疗知识，可帮助医生即时优化诊疗方案；同时其还提供常见疾病的共患病精准治疗方案，包括万余种共患病组合。BP 在内容上不仅整合了 BMJ Clinical Evidence（临床证据数据库）中全部的治疗研究证据，而且增添了由全球知名学者和临床专家执笔撰写的，涉及个体疾病的诊断、预防、药物处方和国际临床指南及随访等重要内容。此外，BP 还提供了大量的病症彩色图像和数据表格等资料，以帮助医生获得在临床工作流程的各个环节需要的关键信息和知识。BP 的主要特点如下：

（1）报道疾病种类多。BP 收录上千种的临床疾病，包括临床常见疾病和非常见病。

（2）国际同行高度认可证据。每一种疾病都由世界顶尖临床专家撰写，并有同行评审完成，权威性获得国际同行高度认可。其增加了权威专家总结的经验和建议。

（3）提供疾病的诊断方法。BP 收录了上万种疾病的诊断方法，包括临床鉴别诊断、实验室检查、病史检查、诊断步骤和方法等核心内容。

（4）提供疾病的治疗指南和诊断标准。BP 收录了数千项国际治疗指南和诊断标准的全文内容，并可定制中文指南和标准；此外还提供了大量的彩色病例图片和图像。

（5）整合药物处方信息。BP 嵌入了国际权威的药物处方数据库，提供最新的药物副反应和多种药物相互作用的最新证据。

用户可以通过图书馆获得授权在家里或工作场所随时访问 BP，实现远程访问。BP 的网址为：https：//bestpractice.bmj.com，其主页如图 5-4 所示。

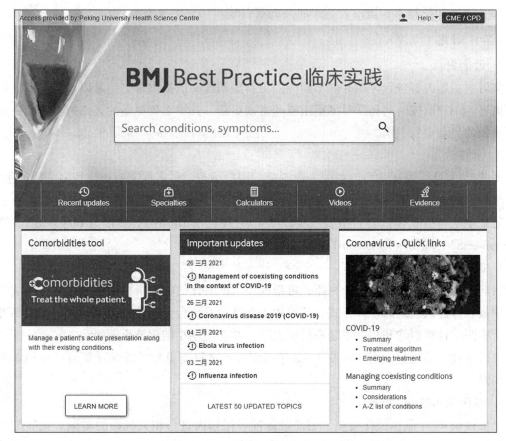

图 5-4　BMJ Best Practice 主页

## 二、检索方法与技巧

### （一）整合检索

#### 1. 检索表达式

BP 只识别英文表达式，用户可输入某种特定症状、与诊断或与治疗有关的关键词，或者药物、设备等短语。系统可以提供建议词，同时对"-ize""-ing""-s""-es"等结尾的词进行自动去除常见后缀扩展。键入检索词的同时，系统会自动显示建议词，以帮助用户更快找到检索目标。同时，BP 系统使用的 Best service 搜索引擎会反馈主题或术语的同义词检索结果。

2. 检索技术

（1）支持布尔逻辑检索，运算符包括逻辑"与"AND、逻辑"或"OR、逻辑"非"NOT，系统默认逻辑关系为 AND。

（2）支持截词检索，截词符可以用 *，代表多个字符，无限截词。

（3）支持短语检索，短语表达式加英文双引号。

（二）浏览

1. 近期更新

实时对主题内容进行评估并做出相应的更新。系统一般提供近 2 个月以来疾病或症状的更新内容。用户可按时间和学科浏览重要和常规更新，其中重要更新的详细内容还会在相关主题页面的显著位置展示。

2. 学科

系统提供 32 个临床学科的相关主题浏览。用户可按学科名称字顺查找和浏览相关主题。每个学科内的主题按 A～Z 排序，在每个学科分类下，系统还提供本学科内的相关急症主题。每个主题包括 6 项内容：概要（Overview）、理论（Theory）、诊断（Diagnosis）、管理（Management）、随访（Follow up）和资源（Resources）。

3. 医学计算器

目前系统包括 250 个医学计算器，可帮助用户即时评估临床指标和疾病风险。医学计算器采用量表评分或公式的计算方式。填写相关参数后系统会自动计算结果并给出相关参考区间。所有医学计算器均和相关主题进行了关联，并在主题小结章节页面展示。

在医学计算器栏目内用户可按 A～Z 字母顺序或学科浏览相关医学计算器或在检索框中进行检索。

4. 临床操作视频

系统提供 47 个临床操作视频，用户可在视频栏目内进行相关视频的浏览。视频配有中英文字幕以及与本操作相关的医疗设备和注意事项的描述。所有视频均和相关主题进行了关联并在主题小结章节页面展示。

5. 临床证据

系统为用户实时提供高质量的前沿临床证据。系统提供的证据表单可以为特定的临床问题提供易于获取的证据分级支持信息，用户可以从中知道支持临床问题的证据可靠性如何。在阅读 BP 某个主题的临床干预信息时，用户可以看到证据评分，并可据此简单地选择需要了解的信息级别。

用户可通过证据栏目内的链接访问世界顶级循证医学研究中心证据（Cochrane Clinical Answers，CCA）的内容，CCA 将 Cochrane 系统评价的重点信息提炼成适合在临床上使用的、简短的问题和答案，使医护人员能更有信心地做出最佳临床决策。此外，EBM 工具包还收录了大量关于学习、讨论和实践循证医学的信息以及便于实践循证医学的工具和文献。

### 三、 检索结果的处理

1. 显示

检索结果以大纲形式显示，主要提供概要（Overview）、理论（Theory）、诊断（Diagnosis）、管理（Management）、随访（Follow up）、资源（Resources）6部分，用户可以单击所需查询的内容直接浏览。

2. 保存与打印

直接对所需内容复制粘贴进行保存和打印。

3. 查看检索历史

单击检索框的放大镜按钮，可以查询曾使用过的检索词。

### 四、 检索举例

例5.4 检索儿童糖尿病患者治疗方法临床证据。检索步骤请扫描二维码查看。

**BMJ Best Practice**
检索步骤

## 第三节 Micromedex

### 一、 概况

Micromedex 是由美国 Micromedex 公司于1974年创建出版，现改由美国 IBM 公司出品的一种临床决策支持系统。其内容是由医药专家针对全世界数千种医药学期刊文献进行分类、收集、筛选后，按照临床应用的需求，编成的基于证据的综述文献，供医疗卫生专业人员使用。

该系统的最大特点是不以查找期刊或图书中的文献信息为最终目的，而是考虑临床医务人员的实际需要，提供临床医学相关的药物咨询、疾病咨询和毒理学咨询的事实型信息，提供临床决策支持。其可以设置在临床医生或药剂师的案头，作为他们在医疗实践中遇到疑问时的参考咨询工具。虽然该系统整体信息量不大，但提供的信息或数据的可利用价值很高。系统数据更新周期为季度。Micromedex 包含8类信息（药物信息、疾病信息、毒理学信息、替代医学信息、实验室信息、生殖风险信息、病患教育信息、儿童和新生儿用药信息）共24个专门数据库，每个专门数据库可查找某些特定信息。

**Micromedex 系统
的8类信息**

Micromedex 的网址为：http：//www.micromedex.com，系统主页如图5-5所示。

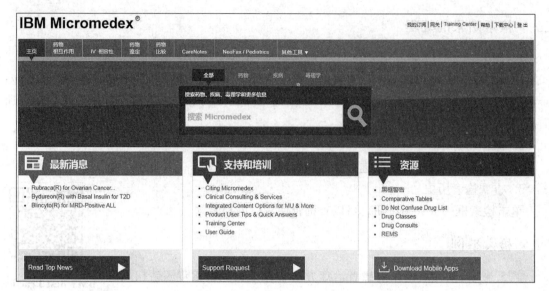

图 5 – 5　Micromedex 系统主页

## 二、　检索方法与技巧

Micromedex 提供整合检索和几个查询工具，如药物相互作用、静脉注射（Ⅳ）相容性、药物鉴定、药物比较、Tox（毒物）与药物产品查找和计算器等。

（一）整合检索

整合检索是指同时在多个子库中进行检索的检索方式。用户在检索框中可以同时查询疾病信息、药物信息、毒理学信息等。检索表达式可以是词、短语和句子等。由于药物、疾病和毒理学信息多而杂，因此用户可以在检索结果页面进一步优化检索结果。

1. 智能检索

系统提供了实时在线拼写建议词的功能。当单词拼写有错误或者检索结果为零时，系统会自动提示接近或类似的拼写词或检查单词拼写。

2. 资源检索

通过资源检索功能用户可搜索到黑框警告、药物比较表、易混淆药物列表、药物分类、药物咨询等信息。

（1）黑框警告。黑框警告是指出现在引起一系列不良反应的处方药说明书中的警告。警告内容通常会印上黑边引起人们注意，故称为黑框警告。黑框警告药物意味着研究显示药物带有显著严重危害甚至威胁生命的不良反应。它是美国 FDA 要求中最严重的警告类型。系统中列出了 960 种黑框警告药物，用户只能按英文字母顺序浏览方式查询。

（2）药物比较表。药物比较表是药物咨询子库中比对药物信息的工具。用户可以在整合检索中输入 comparative 或 tables 或 comparison 等检索词而获得，也可以在主页资源下方的药物比较表中获取。目前库中只列出 4 大类药物（皮质激素类药、吸入皮质激素类药、非甾体抗炎药、术后急性疼痛口服镇痛药）比较信息。

（3）易混淆药物列表。《美国患者安全目标》要求药物质量检查组织提供外观相似或药物名称读音相似的药物使用的识别列表。用户可通过在资源中浏览易混淆药物列表，以及在主页检索框中输入 Do Not Confuse 或 Confused Drug Names 或 Look alike sound alike 或 Do Not Confuse List 或 Look alike/sound alike 等检索词查询易混淆药物信息。

（4）药物分类。药物分类是指系统中药物分类的字母表。用户可分别浏览治疗分类、化学分类和药理学分类。当对一位患者进行替代治疗方案决策时，药物分类表对临床医生来说是非常有价值的工具。按照不同药理作用和治疗用途，系统目前已经列出了 735 种分类。

（5）药物咨询。系统目前共收集了数百篇药物咨询论文。在药物咨询页面中，用户可按字母顺序浏览、查询相关药物信息。

（6）REMS（Rapid Emergency Medicine Score，快速急诊内科评分）。该系统是预测急诊中毒病人的评分系统，初步预测中毒病人所用药物类型和预后。系统目前只给出了 72 种中毒药物的危险性信息。

（二）查询工具

Micromedex 查询工具是查询药物某种相关特定信息的入口，便于快速查询不同目的的信息。查询工具主要包括以下 6 个。

1. 药物相互作用

该工具用于查询两种或两种以上药物之间的相互作用。该部分内容提供药物与药物、药物与食物、药物与乙醇、药物与化验室检查、药物与烟草、药物与妊娠、药物与哺乳等相互作用。相互作用结果注明严重性的等级，包括禁忌、严重、中等、较弱和未知；文档级别包括卓越、良好、一般和未知。

2. IV 相容性

该工具用于查询当多个药物混合静脉注射时，是否存在潜在危险。IV 相容性信息类型包括：药物与某溶液的相容性、使用 Y 形管（Y - Site）时药物与溶剂混合的相容性、药物混合使用相容性、注射给药时药物与溶剂相容性、全胃肠外营养液/全营养混合液相容性等。具体相容性的结果有：相容、不相容、易变化、不确定、未测试。

3. 药物鉴定

该工具通过药物的表面印码和药物形状、颜色、图谱等不同剂型物理特性两种途径查询药物名称、成分。药物表面印码有两个面，在第一个检索框输入英文字母或标志（Logo），第二个检索框输入数字；如果药物的表面印码比较模糊，可以采用物理特性查询。检索结果将显示药物的印记码和名称。单击药物名称，可以查看药物的详细信息，包括名称、成分、颜色、形状、印记码、用法、剂型、美国国家药品编码（NDC）等。如果通过上述信息仍无法确定所查找的药物，可进一步通过运行"Tox & 药物产品"查找或运行"马丁代尔药产品"查找。

### 4. 药物比较

该工具用于查询两种或两种以上药物在剂量与适应证、黑框警告、禁忌症与警告、相互作用、不良反应、药物信息、作用机制与药代动力学、管理与监测、供应商、毒理学、临床教育等方面区别的信息。用户在检索框中输入药物商品名或通用名，可快速查找到所需药物，然后在下方药物匹配列表中选择合适的药物，分别添加到右侧框中，单击"提交"按钮即可获取药物比对信息。比对信息只能显示两列，如果是两种以上的药物，可以选择不同药物进行两两显示。

### 5. Tox & 药物产品查找

Tox & 药物产品查找可通过药物商品名称或通用名、代码（NDC、CAS、EPA）、产品ID、活性成分、AAPCC 代码等查找药物信息。输入的检索词可以是药物产品名称、品牌名称、药物通用名或者品牌仿制药、商用名、家用产品和化学品、产品名称或同义词、其他信息。其他信息包括植物和动物产品、拉丁名、通用名称、俚语等。代码包括美国国家药品编码（NDC）、化学物质登记号（CAS）、药物识别码（DIN）、环境保护局代码（EPA）、通用产品代码（UPC）等。马丁代尔药典中的药物不能用"产品 ID"和"代码"字段进行检索，只能用"商品名称"和"活性成分"字段检索。AAPCC 代码最初由美国毒物控制中心协会使用，后续普及推广，其代码信息通过 Tox & 药物产品页面右上方的链接可以查询。

### 6. 计算器

系统提供了多种计算工具，包括解毒剂计算工具（Antidote Dosing and Nomograms）、用药剂量计算工具（Dosing Tools）、实验室检查指标计算工具（Laboratory Values）、临床指标计算工具（Clinical Calculators）、测量指标计算工具（Measurement Calculators）等。

## 三、 检索结果的处理

### 1. 结果筛选

在检索结果页面，用户可以通过药物、疾病、毒理学、替代药物、化学试验和生殖风险等特定分类进一步筛选需要的信息。

### 2. 结果显示格式

结果显示格式有"快速回答"和"深入回答"两种，"快速回答"格式只选择浏览用户关注的信息内容，其他内容不关注。如果想详细了解所查内容，则需选择"深入回答"格式。

### 3. 保存

需要的文本内容可以复制粘贴保存到一个文档中，也可以使用打印命令，打印出来。

### 4. 其他链接

Micromedex 链接功能强大，可以链接临床检查列表、其他疾病信息、毒理学信息，以及药物咨询、全球药物索引、马丁代尔药典、药事委员会议报告、PDR 等。根据查询内容不同，链接内容也各有侧重。

## 四、检索举例

案例的检索步骤请扫描二维码查看。

例 5.5 一名患者因胃溃疡出血入院治疗，医生拟给患者使用抗溃疡药奥美拉唑（Omeprazole），该患者有乙肝病史且肝功能受损。使用 Micromedex 查询奥美拉唑对患者肝功能是否有不良影响？治疗剂量是否应做调整？并查找奥美拉唑的疗效是否优于西米替丁的临床证据。

**Micromedex**
检索步骤

例 5.6 一位 78 岁男性患者患有高血压和阿尔茨海默病，入院时发现有发热、高血压和房颤症状。入院医生开始对患者静脉注射（IV）氯化钾、四地尔硫䓬和罗氏芬。请你帮助这位医生仔细检查所有药物的兼容性。

例 5.7 某女性患者发高烧持续不退，没有其他症状。在咨询患者目前的用药状况后，患者提供了一盒药丸。该药丸一面印有"MRK"，而另一面印有"951"。请你帮助医生辨识这种未知的药丸，并了解患者服用这种药丸是否合适。

例 5.8 一位体重 72 公斤的心梗患者，被送到 CICU 心脏病加强监护病房。护士要对该患者建立一个急救卡。请你协助护士做一个加强心脏生命支持的量表（ACLS 计量器）。现在患者生命垂危，请协助医生做急救措施。

例 5.9 某 49 岁男性病患，被送到急诊室时的过去 48 小时一直伴随胸痛的症状。患者的病史，包括冠状动脉疾病、胃食管返流病（GERD）、哮喘和高血压。目前患者使用的药物包括：吸入 0.14% 沙丁胺醇 HFA（albuterol HFA）；服用阿司匹林（aspirin）325 mg 每日；氯吡格雷（Plavix）75 mg 每日；奥美拉唑（Prilosec）20 mg 每日；并尔宁（Singulair）10 mg 每日。

护士查看病历，该患者 14 天前进行了经皮腔内冠状动脉成形术（PTCA）。患者虽然急性心肌梗死呈阴性，但医生也指定需要 CBC（全血细胞计数）、出血时间、肝功能等信息，以排除潜在的出血，便于接下来的抗凝治疗。护士要检查监控参数，沙丁胺醇、阿司匹林、氯吡格雷、奥美拉唑和并尔宁等药物服用后，潜在的药物相互作用是否对患者有影响。

# 第四节 Cochrane Library

## 一、概况

知识链接

**Cochrane Library**
系统的 3 方面内容

Cochrane Library 是国际 Cochrane 协作网出版的主要产品，由约翰威立商务服务有限公司（John Wiley & Sons, Inc.）负责出版发行。该系统专为临床医务工作者设计，提供不同类型的高质量、独立的证据，因此它是医疗保健决策重要的信息源。

Cochrane 协作网是一个国际性的非营利学术团体，主要目的是促进系统评价在医疗实践、健康保健、医疗决策者和用户中的广泛应用，促进循证医学的发展。

Cochrane Library 的网址为：http：//www. cochranelibrary. com，其主页如图 5 – 6 所示。

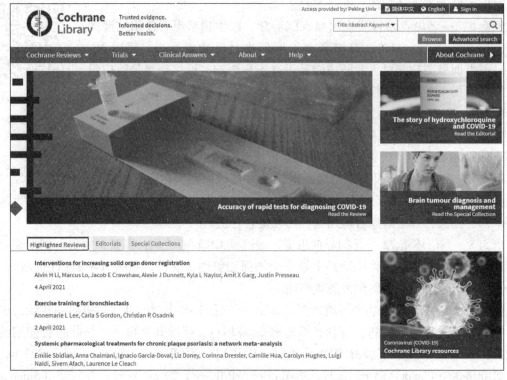

图 5 – 6　Cochrane Library 系统主页

## 二、检索方法与技巧

### （一）检索技术

#### 1. 布尔逻辑检索

Cochrane Library 使用的逻辑运算符包括逻辑"与"AND、逻辑"或"OR、逻辑"非"NOT。其可以用空格表示逻辑"与"，用英文逗号"，"表示逻辑"或"。逻辑运算符最好使用大写字母表示。

#### 2. 位置检索

位置运算符包括 NEAR、NEAR/x、NEXT，其可通过限定检索词之间相对物理位置关系来精炼检索结果。其中，NEAR 表示检出连接的两个检索词之间相隔 6 个以内单词的文献，而且不论词序；NEAR/x 表示检出两词相隔 $x$ 个单词以内的文献；NEXT 表示将连接的检索词当作词组检索，且前后顺序固定，支持截词检索。

#### 3. 截词检索

Cochrane Library 系统的截词检索功能非常强大。其以截词符"＊"代替任意字符，截词符"?"代替一个字符。

4. 短语检索

检索表达式加英文双引号"" ""可实现短语检索。

（二）检索方法

1. 浏览

（1）按主题浏览。目前 Cochrane Library 系统共有 37 个主题，每个主题下面有若干研究内容，包括 Cochrane Reviews（考克兰系统评价）、Protocols（操作指南）和临床问答。

（2）按 Cochrane 协助组浏览。目前 Cochrane Library 系统有 53 个协作组的系统评价内容，主要包括 Cochrane Reviews（考克兰系统评价）、Protocols（操作指南）和临床试验等相关内容。

（3）按卷期浏览。用户可以浏览年卷期的 Cochrane Reviews、撤销的综述、Protocols 和撤销的 Protocols。Cochrane Reviews 包括诊断试验和干预综述。

2. 快速检索

系统首页的右上方设有一个检索区，可进行快速检索。用户可在检索框中输入检索词，再利用检索框左侧的下拉菜单选择检索字段。检索字段包括 Abstract（文摘）、Author（作者）、Keyword（关键词）、Publication Type（文章类型）、Title Abstract Keyword（篇名摘要关键词）等 13 个。检索策略确定后，单击"检索"按钮即可进行检索。

3. 高级检索

当检索条件比较复杂，涉及多个检索词，需要多个检索字段等条件时，为了使检索结果更精准，可使用高级检索。

（1）高级检索的可检索字段包括 Title Abstract Keyword（篇名摘要关键词）、Record Title（记录标题）、Abstract（文摘）、Author（作者）、Keyword（关键词）、All Text（全文本）、Publication Type（文章类型）、Source（来源）、DOI（文章唯一标识符）、Accession Number（存取号）、Trial Registry Number（临床试验注册号）、Cochrane Group（考克兰协作组）和 Cochrane Topic（考克兰主题）等。

（2）嵌入 Search Manager（检索式管理器）中的 S 按钮和 MeSH 按钮可供用户选择检索字段、编辑复杂检索表达式、MeSH 主题词表辅助检索等，以提高检索效率。

（3）检索限定。支持文章类型、出版日期、临床试验起止年份、Cochrane 协作组别等的限定检索。

4. MeSH 医学主题词表辅助检索

用户可借助系统内嵌的 MeSH 医学主题词表进行主题词查找、副主题词选择，进而实现主题检索。MeSH 医学主题词表是由美国国家医学图书馆研制开发的，这种检索方法类似 PubMed 的主题检索，具体可参见本教材第三章第二节的相关内容。

5. PICO 检索

Cochrane Library 系统可检索 2015 年以来的千余篇 Cochrane 系统评价文章，但公共卫生、精神分裂症、肾脏与移植等内容在此查询不到。PICO 是循证医学流程式检索的步骤，其中 P 是指 Population（人群）或 Patient（患者）或 Problem（问题）；I 是指 Intervention（干预）；C 是指 Comparison（比较）；O 是指 Outcome（结局）。当用户输入检索词时，系统会自动显示相关或相近的标准建议词，并要求用户使用这些建议词进行检索，否则无法检索。

## 三、 检索结果的处理

### 1. 显示

Cochrane Library 系统的显示格式分为题录格式和详细格式。题录格式包括题目、作者、文献类型、发布时间、获取方式、PICO 信息和摘要预览等内容。详细格式除包括上述字段外，还有摘要、概要、作者结论、结果大纲、背景、目标、方法、结果、讨论、参考文献、研究特征、数据与分析、附录、PDF 全文链接、引用格式、引用请求同意链接、评论综述等。

### 2. 保存与打印

（1）保存题录格式。用户首先选择需要的题录，之后单击 Export selected citation 选项，再选择所需保存的格式，就可以保存题录信息了。

（2）保存详细格式。用户直接复制粘贴所需内容即可，也可以保存 PDF 全文。直接单击 print 按钮，则可以打印文摘或全文。

### 3. 检索管理器

用户可以在高级检索界面的检索管理器中输入、修改、再利用和删除检索表达式，也可以保存检索表达式。该功能需要注册个人账号后才可以使用。

**Cochrane Library**
检索步骤

## 四、 检索举例

案例的检索步骤请扫描二维码查看。

例 5.10 维生素 C 治疗感冒的系统评价研究。

例 5.11 血管紧张素受体阻断剂如何影响心力衰竭预后。

例 5.12 阿司匹林治疗类风湿疾病的临床试验。

本章小结

在线题库

思考题

# 第六章  医学特种文献检索

1. 掌握：八种特种文献数据库的检索方法与技巧；专利的定义、类型和特征，学位论文和会议文献的概念及特点。

2. 了解：专利申请与专利审核过程、国际专利分类法、八种特种文献数据库的文献涵盖范围。

特种文献是一种出版形式比较特殊的文献。在《新编图书情报学词典》中将之称为"特殊出版物"，定义为图书、期刊以外的出版形式比较特殊的技术资料。特种文献包括专利文献、会议资料、学位论文、科技报告、标准文献、政府出版物和产品样品等类型，其内容往往包含工程技术、政治经济以及社会诸多领域的最新科研成果或最新信息，对高校师生和研究人员具有重要的参考价值。之前由于特种文献的特殊性，往往只有少数高校图书馆或专业图书馆有能力或有针对性地进行收藏，因此，科研人员获取特种文献的难度很大。但是，随着网络技术的发展，多数特种文献已建有网络数据库可供检索，并可以免费提供摘要信息，甚至可以直接免费获取原文，从而大大提高了特种文献的可获性和利用率。本章主要介绍一些与生命科学相关的常用特种文献数据库。

## 第一节  专利文献检索

### 一、 专利基础知识

21世纪的人类社会已进入以知识经济为标志的时代，世界各国越来越重视知识产权的开发、利用和保护，以激励技术创新。

广义的知识产权，也就是《建立世界知识产权组织公约》和《与贸易有关的知识产权协议》（TRIPS）中所划定的范围，可以概括为"一切来自工业、科学及文化艺术领域的智力创作活动所产生的权利"，具体可以包括著作权及其邻接权、发明和实用新型专利权、商标权、工业品外观设计权、商业秘密权、地理标志权、商号权、集成电路布图设计权、反不正当竞争权、科学发现权等。

狭义的或传统的知识产权，一般分为两类：一类是文学产权，包括著作权及与著作权有关的邻接权；另一类是工业产权，包括专利权和商标权。我国基本上采用了这一狭义的范围划分，对专利权、商标权、著作权和其邻接权单独立法予以保护。

（一）专利概念

1. 专利定义

专利作为一个法律上的概念，通常是专利权的简称，是指国家以法律形式授予发明人或其权利继受人在法定期限内对其发明创造享有的专有权。专利事实上包含三方面的含义：

（1）专利权，即法定期限内享有的独占实施权。

（2）受专利法保护的发明创造。

（3）专利说明书。

2. 专利类型

我国依据专利法保护对象，将专利分为以下 3 种类型：

（1）发明专利。发明专利是指对产品、方法或其改进提出的新的技术方案，是具有较高技术水平的发明创造，是专利法主要的保护对象。

（2）实用新型专利。实用新型专利是指对产品的形状、构造或其结合所提出的适合与实用的新的技术方案，属于技术水平较低但实用价值较高，具有一定技术效果的小发明创造。

（3）外观设计专利。外观设计专利是指对产品的形状、图案、色彩或其结合所做出的富有美感，适于工业上应用的新设计。它不涉及技术上的发明创造。

3. 专利特征

专利的基本特征，主要包括独占性、地域性和时间性 3 种。

（1）独占性。独占性又称专有性、排他性、垄断性。一定时间内，未经专利权人许可，任何人不得制造、使用或销售已获得专利权的发明创造。

（2）地域性。一件发明只能在申请的国家或地区受到保护，对其他国家和地区不发生效力。

（3）时间性。专利权受法律保护是有期限的，法律期限截止时，专利权就自行终止。各国法律对专利权保护期限不一样。

（二）专利申请

专利制度是在市场经济条件下保护专利的知识产权的一项制度。一项发明创造并不能自动得到专利保护，专利组织也不能主动授予专利权，必须由有权提出专利申请的人，按照规定提交必要的申请文件，专利组织接受申请后，经法定程序审查，对符合条件的才授予专利权。

1. 专利申请主体

申请专利的主体大致分为两类，一类是非职务发明，申请人为发明人本身；另一类是职务发明，申请人应当是发明人所在的单位。

（1）非职务发明。非职务发明创造，申请专利的权利属于发明人或者设计人；申请被批准后，该发明人或者设计人为专利权人。发明人或者设计人是指对发明创造的实质性特点做出创造性贡献的人，应当是自然人，不能是单位或者集体。

① 发明人必须是实质参与发明活动和对实质性特点有创造性贡献的人。

② 发明人和设计人基于发明创造活动而取得专利申请人和专利权人的资格，是专利权最基本的主体。

③ 发明人或设计人只能是自然人，不能是法人或其他单位，如不能在发明人一栏填写"××课题组"等。法人或其他单位，可以成为专利申请人，可以获得专利权，但不能作为发明人或者设计人。

④ 发明人或设计人享有发明权，发明权包括署名权、获得奖励权和获得报酬权。

⑤ 如果发明创造是由二人或二人以上共同完成的，就是共同发明人或设计人。其权利和义务是相等的，排名前后没有本质上的区别。基于共同发明创造而获得的专利权，共同发明设计人间的关系，应当依照《中华人民共和国民法典》（以下简称《民法典》）中共同共有的原则来处理。

（2）职务发明。按照《民法典》的规定，执行本单位的任务或者主要是利用本单位的物质技术条件所完成的发明创造为职务发明创造。职务发明创造申请专利的权利属于该单位；申请被批准后，该单位为专利权人。利用本单位的物质技术条件所完成的发明创造，单位与发明人或者设计人订有合同，对申请专利的权利和专利权的归属做出约定的，从其约定。也就是说，判断是否是职务发明，应当以"有约定从约定"为前提，如果没有约定，则员工在以下任意一项情况下所完成的发明创造为职务发明创造：

① 在本职工作中做出的发明创造。

② 履行本单位交付的本职工作之外的任务所做出的发明创造。

③ 退休、调离原单位后或者劳动、人事关系终止后一年内做出的，与其在原单位承担的本职工作或者原单位分配的任务有关的发明创造。

④ 主要是利用本单位的物质技术条件完成的发明创造。此处所述本单位的物质技术条件，是指本单位的资金、设备、零部件、原材料或者不对外公开的技术资料等。

（3）共同专利。两个以上单位或者个人合作完成的发明创造、一个单位或者个人接受其他单位或者个人委托所完成的发明创造，除另有协议以外，申请专利的权利属于完成或者共同完成的单位或者个人；申请被批准后，申请的单位或者个人为专利权人。

2. 专利申请客体

专利申请客体是指能够申请专利权的发明创造。专利申请客体的要求是：

① 必须属于专利法保护的发明创造，包括发明、实用新型和外观设计。对于违反国家法律、社会公德或妨碍公共利益的发明创造，不授予专利权；对违反法律、行政法规的规定获取或利用遗传资源，并依赖该遗传资源完成的发明创造，不授予专利权。

② 发明和实用新型必须具有新颖性、创造性和实用性，外观设计必须具有新颖性。

（1）发明和实用新型专利。根据《民法典》的规定，授予专利权的发明和实用新型应

当具备新颖性、创造性和实用性。这也是通常理论上所称的专利"三性":

① 新颖性:是指该发明或者实用新型不属于现有技术,也没有任何单位或者个人就同样的发明或者实用新型在申请日以前向专利行政部门提出过申请,并记载在申请日以后公布的专利申请文件或者公告的专利文件中。判断一项拟申请专利的技术是否满足新颖性要求,需要查询该技术在提出申请之日前,是否以书籍、杂志、专利文献、宣传手册等形式公开发表过,是否公开制造、销售过类似的产品,或者以其他方式被公众所知悉。

② 创造性:是指与现有技术相比,该发明具有突出的实质性特点和显著的进步,该实用新型具有实质性特点和进步。

③ 实用性:是指该发明或者实用新型能够制造或者使用,并且能够产生积极效果。

(2)外观设计专利。授予专利权的外观设计,应当不属于现有设计,也没有任何单位或者个人就同样的外观设计在申请日以前向专利行政部门提出过申请,并记载在申请日以后公告的专利文件中。

① 与现有设计或者现有设计特征的组合相比,应当具有明显区别。

② 不得与他人在申请日以前已经取得的合法权利相冲突。

(3)不授予专利权的条件。我国不授予专利权的条件:

① 科学发现。

② 智力活动的规则和方法。

③ 疾病的诊断和治疗方法。

④ 动物和植物品种。

⑤ 用原子核变换方法获得的物质。

⑥ 对平面印刷品的图案、色彩或者二者的结合做出的主要起标识作用的设计。

3. 专利申请文件的组成

专利申请能够获得授权,不但需要技术本身满足授予专利权的实质性要求,同时需要依照法律要求办理相关申请程序。申请人在正式提交申请之前,应起草专利申请文件。

(1)申请发明专利所需要提交的材料。申请发明的人员应当提交以下材料:发明专利请求书、说明书(必要时可以有附图)、权利要求书、摘要等文件。

① 请求书:是确定发明、实用新型或外观设计3种类型专利申请的依据,应谨慎选用,建议使用专利组织统一表格。请求书应当包括发明、实用新型的名称或使用该外观设计产品名称,发明人或设计人的姓名,申请人姓名或者名称、地址,以及其他事项。

② 说明书:应当对发明或者实用新型做出清楚、完整的说明,以所属技术领域的技术人员能够实现为准。

③ 权利要求书:应当以说明书为依据,清楚、简要地限定要求专利保护的范围,按照《民法典》的规定,专利权的保护以最终批准的权利要求内容为准,因此权利要求对于专利而言处于最为核心的地位。

④ 摘要:应当简要说明发明或者实用新型的技术要点。

⑤ 说明书附图：发明专利申请如有必要应提交附图，但对于实用新型专利申请是其必要条件。附图应当使用绘图工具和黑色墨水绘制，不得涂改或易被涂擦。

（2）申请实用新型专利所需要提交的材料。申请实用新型专利的人员应当提交以下材料：实用新型专利请求书、说明书、说明书附图、权利要求书、摘要及附图等。与发明专利不同的是，实用新型必须提交附图，而发明专利则根据实际需要提供。

（3）申请外观设计专利所需要提交的材料。申请外观设计专利的人员应当提交以下材料：请求书、该外观设计的图片或者照片以及对该外观设计的简要说明等文件。申请人提交的有关图片或者照片应当清楚地显示要求专利保护的产品的外观设计。

4. 专利申请的一般性原则

（1）申请在先原则。申请在先原则指两个或者两个以上的申请人分别就同样的发明创造申请专利的，专利权授给最先申请的人。

（2）单一性原则。单一性原则也是专利申请中的一项基本原则，其意义可有广义、狭义两种理解。狭义的单一性原则是指一件专利申请的内容只能包含一项发明创造，不能将两项或两项以上的发明创造作为一件专利申请提出。而广义的单一性原则不仅包括上面所说的含意，还包括同样的发明创造只能被授予一次专利权，同样的发明创造不能同时存在两项或两项以上的专利权。

（3）书面申请原则。书面申请原则是指申请人为获得专利权所需履行的各种法定手续都必须依法以书面形式办理。

（4）优先权原则。专利申请人就其发明创造自第一次提出专利申请后，在法定期限内，又就相同主题的发明创造提出专利申请的，以其第一次申请的日期为申请日，这种权利称为优先权，此处所谓的法定期限，就是优先权期限。

随着优先权的出现，一组由不同国家出版的内容相同或基本相同的专利文献出现了。各组专利文献中的每件专利说明书之间，通过一种特殊的联系媒介——优先权，相互联系在一起。同族专利是指基于同一优先权文件，在不同国家和地区，以及地区间专利组织多次申请、多次公布或批准的内容相同或基本相同的一组专利文献。

5. 专利申请的途径

（1）国内申请途径。国内申请途径一般是向我国的国家知识产权局或委托专利代理机构直接申请。

① 自行申请：专利申请人自己直接向国家知识产权局或者其代办处办理专利申请。

② 委托代理申请：专利申请人委托代理机构以委托人的名义按照《民法典》的规定向国家知识产权局或其代办处办理专利申请。

（2）国际申请途径。国际专利的申请主要有两种途径：

① 按照《巴黎公约》原则提出申请（一般适用于一个或少数几个国家保护的专利申请）。

② 利用《专利合作条约》（*Patent Cooperation Treaty*，PCT）途径提出申请（适用于多

个国家保护的专利申请)。

(三) 专利审批

1. 专利审批制度

世界各国的专利组织在授予专利权之前,都要对专利申请进行一定的审查,决定是否授予专利权。然而,各国审查专利申请的方式大不相同,一般来说可分为登记制、文献报告制和审查制三种。

我国对发明专利申请采用延迟审查制,即国务院专利行政部门收到专利申请后,先进行形式条件的初步审查,经过一定的期限将申请予以公布,但不进行实质审查,只有当申请人提出实质性审查请求时,国务院专利行政部门才会启动实质性审查程序;对实用新型和外观设计专利申请采用登记制,即国务院专利行政部门只对申请文件的撰写方式及是否齐全等形式条件进行初步审查,只要符合要求就授予专利权,不再有公布、实质审查等程序。

2. 专利审批流程

(1) 中国专利申请的审批。发明专利的审查和批准分三个步骤:初步审查;实质审查;批准。实用新型和外观设计专利的申请只有初步审查。若经初步审查之后没有发现驳回理由的,由国务院专利行政部门做出授予实用新型专利权或外观设计专利权的决定,发给相应的专利证书,同时予以登记和公告。实用新型专利权和外观设计专利权自公告之日起生效。

① 专利初步审查范围:发明、实用新型或外观设计专利申请受理后,其初步审查由国家知识产权局自行进行。初步审查是国家知识产权局受理发明专利申请后,在受理该申请文件时所进行的简单形式审查的基础上,进一步对申请文件的形式条件和申请手续进行的审查。对存在缺陷或明显不符合《民法典》有关规定的申请文件或申请手续,国务院专利行政部门将向申请人发出审查意见通知书,要求申请人在指定期限内陈述意见或者对其缺陷进行补正,申请人期满未答复的,其申请即被视为撤回。申请人陈述意见或者补充后,国务院专利行政部门将对此进一步地审查,认为仍然不符合规定或未消除缺陷的,则做出驳回该发明专利申请的决定。申请人不服的,可以请求专利复审委员会复审;专利申请符合初步审查要求的,初步审查阶段即告结束。根据《民法典》的规定,国务院专利行政部门对于经初步审查认为符合《民法典》及其实施细则规定的发明专利申请,自申请日(有优先权的,指优先权日)起满 18 个月,予以公布。

② 专利实质审查的条件:实质审查就是国家知识产权局对发明的新颖性、创造性、实用性等实质性条件进行的审查。按照《民法典》的规定,通常发明专利申请的实质审查是应申请人的请求而启动的,国家知识产权局将根据申请人自该发明专利申请的申请日(有优先权要求的,自优先权日)起 3 年的期限内随时提出的实质审查请求对该专利申请进行实质审查。按照《民法典》以及 2020 年版《专利审查指南》的相应规定,申请人请求实质审查的启动条件为 3 个:第一,提出实质审查请求的期限;第二,以实质审查请求书的方式提出;第三,缴纳实质审查费。如果上述 3 个条件中有一个未满足,则申请人请求的实质审查程序就不能启动,直到上述 3 个条件均满足时,才能启动该实质审查程序。

（2）PCT国际专利申请的审批。PCT国际专利申请的审批包括国际阶段和国家阶段。

① 国际阶段：包括国际申请的受理、形式审查、国际检索和国际公布等必经程序以及可选择的国际初步审查程序。国际阶段中除国际公布由世界知识产权组织国际局统一进行外，其他程序都是在中国知识产权局进行的。

② 国家阶段：是在申请人希望获得专利权的国家的专利组织进行，包括办理进入国家阶段的手续和在专利合作条约允许的限度内做出的审查、国家公布、参考国际检索和国际审查结果进行的审批程序并决定是否授予专利权。

3. 专利授权及有效期

（1）专利授权。在实用新型和外观设计专利申请初步审查合格或者在发明专利申请实质审查合格后，国家知识产权局向申请人发出授予专利权通知书和办理登记手续通知书，从而自行进入专利申请的授权程序，由国家知识产权局的初审部门处理此授权程序的有关事务。按照《中华人民共和国专利法实施细则》第五十四条和第九十三条第一款第三项及第九十七条的规定，申请人应当在收到授予专利权通知书之日起两个月内办理登记手续，并缴纳专利登记费、公告印刷费和授予专利权当年的年费，按照2020年版《专利审查指南》第五部分第九章第1.1.3节的规定，申请人还应当同时缴纳专利证书印花税。申请人按期办理手续并缴纳有关费用的，国家知识产权局授予该专利申请专利权，颁发专利证书，并予以公告，此时授权程序结束，该专利申请审批程序也随之结束。申请人期满未办理登记手续（包括未缴纳相关费用）的，视为申请人放弃取得专利权的权利。在这种情况下，如果申请人未在规定期限内提出恢复权利请求，则授权程序和该专利申请审批程序终止。

（2）专利有效期。专利的有效期一般是指专利权人按《民法典》规定所享有专利权的期限。各国专利法都规定了专利的期限，一旦某件专利的期限届满，这件专利就自动失效，专利权也自动消失，任何人都可以无偿地利用这项发明创造。

我国发明专利有效期为自申请之日起20年，实用新型和外观设计专利权有效期自申请之日起10年。专利被批准后，专利权人为了维持其专利权继续有效，必须按《民法典》规定向国家知识产权局缴付专利维持费（年费）。专利权人不缴年费或没有按时缴纳年费，专利权将提前终止。

（四）专利文献

1. 专利文献概述

（1）专利文献的概念。专利文献是专利制度的产物，是实行专利制度的国家及国际性专利组织在审批专利过程中产生的官方文件及其出版物的总称。广义上讲，专利文献包括专利公告、专利说明书、专利分类表、专利检索工具以及与专利有关的法律文件及诉讼资料。从狭义上理解，专利文献专指专利说明书，即专利申请人向专利组织递交的说明发明创造内容及指明专利权利要求的书面文件，包括权利要求书、附图、摘要等。因此，它既是技术性文件，又是法律性文件。

（2）专利文献的种类。按不同属性专利文献分为多种类型：

① 按照法律性质：分为申请说明书和专利说明书两种。申请说明书（也称公开说明书）是指申请经一般形式审查后，自申请之日起满 18 个月向公众公开该项发明并出版的说明书。对其所公开的技术内容，法律上给予临时性保护（最短 6 个月，最长 7 年）。

② 按技术内容：分为发明专利说明书、实用新型专利说明书和外观设计文件。

③ 按加工层次：分为专利说明书、专利文摘、索引、题录、公报等；专利分类表、分类表索引等。

2. 专利说明书的著录内容

目前无论从格式上还是内容上，各国出版的专利说明书都趋于统一，专利说明书基本上包括扉页（专利文献著录项目）、说明书正文、专利权限部分、附图，有些国家出版的专利说明书还附有检索报告。

（1）扉页。扉页主要显示专利文献著录项目。扉页包括全部专利信息的特征，其中一部分表示法律信息的特征，如专利申请人（或专利权人）、申请日期、申请公开日期、审查公告日期、专利的授权日期等；另一部分表示专利技术信息的特征，如发明专利的名称、发明技术内容的摘要，以及具有代表性的附图等。同时扉页还要注明享有优先权的申请，还有优先权的申请日、申请号及申请国等内容。

（2）说明书正文。说明书正文部分内容一般包括：

① 前言：用以指出本发明所属的技术领域，提出现有技术水平不足之处（发明背景介绍）。

② 介绍本发明的概况及如何实现本发明，并概要地说明组成本发明各要素的功能、发明创造的效果。

③ 专利内容的详细解释，这是说明书中最重要的部分，它详细描述了解决技术问题的具体方案，多数情况下还要结合各种立面图、剖面图加以说明。

④ 实例（包括原料、设备、配方、生产条件、结果等）。

（3）专利权限部分。专利权限部分是专利申请人要求专利组织对其发明给予法律保护的项目，当专利批准后，权限具有直接的法律作用。一般专利权限部分包括总介绍和具体内容两部分。

（4）附图。为了便于阐述和理解，许多专利含有附图。其作用是进一步解释发明内容，帮助读者理解和实施。部分专利的附图只是发明构思的示意图，绘制尺寸的比例无严格要求。能用文字表达清楚的发明专利申请说明书，可以不带附图。对实用新型专利申请，说明书一般必须带附图。

3. 专利文献的检索途径

专利文献的检索途径主要有号码途径、名称途径、主题途径和分类号途径。

（1）号码途径：主要通过申请号、专利号检索特定的专利文献。通过某专利号查到某一特定专利后，用户还可以进一步得到分类号、优先权项等信息，再进一步扩大检索范围。

（2）名称途径：主要通过发明人、专利权人的名称查找特定的专利。

（3）主题途径：主要通过选取关键词查找相关技术主题的专利。

（4）分类号途径：主要通过所查技术主题的国际专利分类号查找专利。

（五）国际专利分类法

随着科学技术的发展，必须加强国际间专利文献的交流。因此，国际间的专利文献应当有统一的分类系统。目前世界上主要的分类体系有国际专利分类法、美国专利分类法、英国专利分类法、英国德温特公司编制的分类简表 4 种，其中起核心作用的是国际专利分类法。该分类法已成为国际通用的管理和利用专利文献的工具。

1. 国际专利分类法概述

国际专利分类法（International Patent Classification，IPC），也可称为国际专利分类表，是国际上通用的专利文献分类法。1951 年，欧洲理事会专利专家委员会决定设立一个专利分类系统工作组，专门负责编制国际专利分类法。该工作组于 1968 年 9 月 1 日正式推出了第一版国际专利分类法。此后每 5 年周期性地修订国际专利分类法，以适应技术的进步，满足专利分类的需求。

1999 年，经国际专利分类大会批准，决定将国际专利分类法分成基本版与高级版两个版本，并通过了基本版、高级版出版内容的原则以及修订规则等内容。

2006 年 1 月 1 日，第八版国际专利分类法生效后，专利分类系统工作组对基本版与高级版两个独立的版本分别进行修订与维护。从第八版之后，国际专利分类法在名称上进行了一些调整，以后不再有"国际专利分类法第九版"这样的叫法，而是使用"国际专利分类法（2010 版）""国际专利分类法（2012 版）"这样的名称。

2. 国际专利分类法的作用

IPC 的作用主要体现在以下几个方面：

（1）使各国专利文献获得统一的分类工具，以便于对专利文献进行分类管理、使用和查找。

（2）用于各种检索，如作为为确定专利申请的新颖性、创造性（包括对技术先进性和实用价值做出评价）而进行专利文献检索时的一种有效检索工具。

（3）利用国际专利分类表编排专利文献，使用户可方便地从中获得技术和法律上的信息。

（4）作为对所有专利信息用户进行选择性报道的基础。

（5）作为对某一个技术领域进行现有技术水平调研的基础。

（6）作为进行专利统计工作的基础，从而对各个技术领域的技术发展状况做出评价。

3. 国际专利分类法的结构

国际专利分类法是一种等级分类系统，所采用的结构为等级结构。该分类法共分成 5 个等级，即部、大类、小类、大组和小组，按层次的递降顺序分割技术的整体。

（1）部。IPC 首先将与发明专利有关的全部技术领域划分为 8 个部（section），并分别用 A～H 中的一个大写字母进行标记。

A 部：人类生活必需。

B 部：作业；运输。

C 部：化学；冶金。

D 部：纺织；造纸。

E 部：固定建筑物。

F 部：机械工程；照明；加热；武器；爆破。

G 部：物理。

H 部：电学。

（2）分部。每个部内设置了由技术范围所构成的分部（subsection）。分部没有类号，只有类目，是将有关技术领域进行归类，起到信息的指引作用。因此在一个完整的分类号中，没有表示分部的符号。

（3）大类。每一个部按不同的技术领域分成若干个大类（class）。大类类号用一个二位数进行标记，其完整的表示形式为"部号＋类号"。例如：

A 部　　　　人类生活必需

大类 A61　　医学或兽医学；卫生学

（4）小类。小类（subclass）是对大类的进一步细分。小类类号用一个大写字母进行标记，是在大类号后面加上一个大写英文字母组成的。其完整的表示形式为"部号＋大类号＋小类号"。例如：

A61 C 牙科；口腔或牙齿卫生的装置或方法

（5）主组或大组。主组（main group）是对小类的进一步细分。类号用 1～3 位数表示，其完整的表示形式为"部号＋大类号＋小类号＋主组类号"。例如：

A61 C 11/00 咬合架，即用于模拟颞—下颌骨关节运动的；咬合类型或制模

（6）分组或小组。分组（subgroup）是在主组的基础上进一步细分出来的类目。其类目号标记是将主组类号中"/"后的 00 改为其他数字。小组之内还可继续划分出更低的等级，以在小组文字标题前加注"·"的方法标示小组之内的等级划分，标题前的"·"数目越多其类目等级越低。这种小组内的等级划分在分类号中是表现不出来的。例如：

A61 G1/017 专门适用于病人或残疾人的运输工具、专用运输工具或起居设施

（六）中国专利文献的编号系统

自 2004 年 7 月 1 日开始出版的所有专利说明书文献号均由表示中国国别代码的字母串 CN 和 9 位数字以及 1 个字母或 1 个字母加 1 个数字组成。其中，字母串 CN 以后的第一位数字表示要求保护的专利申请类型：1——发明、2——实用新型、3——外观设计，在此应该指出的是"指定中国的发明专利的 PCT 国际申请"和"指定中国的实用新型专利的 PCT 国际申请"的文献号不再另行编排，而是分别归入发明或实用新型一起编排；第二位至第九位为流水号，三种专利按各自的流水号序列顺排，逐年累计；最后一个字母或一个字母加一个数字表示专利文献种类标识代码，三种专利的文献种类标识代码见表 6-1。

表 6 – 1　中国专利文献种类标识代码

| 发明专利文献种类标识代码 | |
| --- | --- |
| A | 发明专利申请公布说明书 |
| A8 | 发明专利申请公布说明书（扉页再版） |
| A9 | 发明专利申请公布说明书（全文再版） |
| B | 发明专利说明书 |
| B8 | 发明专利说明书（扉页再版） |
| B9 | 发明专利说明书（全文再版） |
| C1 – C7 | 发明专利权部分无效宣告的公告 |
| 实用新型专利文献种类标识代码 | |
| U | 实用新型专利说明书 |
| U8 | 实用新型专利说明书（扉页再版） |
| U9 | 实用新型专利说明书（全文再版） |
| Y1 – Y7 | 实用新型专利权部分无效宣告的公告 |
| 外观设计专利文献种类标识代码 | |
| S | 外观设计专利授权公告 |
| S9 | 外观设计专利授权公告（全部再版） |
| S1 – S7 | 外观设计专利权部分无效宣告的公告 |
| S8 | 预留给外观设计专利授权公告单行本的扉页再版 |

## 二、　中国国家知识产权局专利检索及分析系统

### （一）概况

中国国家知识产权局专利检索及分析系统涵盖了从 1985 年以来的所有中国专利的申请公开文本和授权文本，并提供了多种检索方式。同时，该系统还收录了 103 个国家、地区和组织的专利数据。中外专利数据每周三更新，同族、法律状态数据每周二更新，引文数据每月更新。系统服务功能主要为专利检索和专利分析。系统网址为 http：//pss-system. cnipa. gov. cn/。这里主要介绍中国专利检索部分。

### （二）检索方法与技巧

专利检索作为本系统的核心服务之一，主要基于为丰富的专利数据资源提供多种检索模式和浏览模式。在国家知识产权局网站主页中通过单击导航栏菜单中的"专利检索"或直接在浏览器中输入上述网址即可进入专利检索及分析系统。注意需要免费注册个人账号才能进行检索操作。用户可根据检索需求使用相应的功能服务。系统首页如图 6 – 1 所示。

1. 常规检索

常规检索主要提供一种方便、快捷的检索模式，可快速定位检索对象（如一篇专利文献或一个专利申请人等）。如果检索目的十分明确，或者初次接触专利检索，可以以常规检索作为首选检索方式。

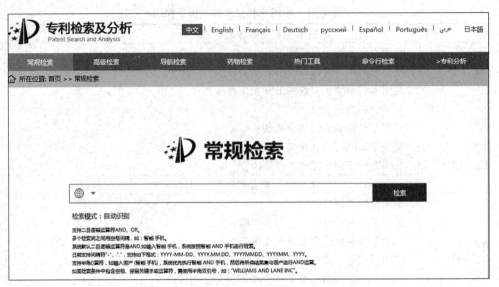

图 6-1　专利检索及分析系统首页

（1）检索入口。为了便于进行检索操作，在常规检索中提供了基础的、智能的检索入口，主要包括自动识别、检索要素、申请号、公开（公告）号、申请（专利权）人、发明人以及发明名称。关于各个入口的详细说明见表 6-2。

表 6-2　常规检索检索入口列表

| 序号 | 字段名称 | 字段介绍 |
|---|---|---|
| 1 | 自动识别 | 选择该字段进行检索，系统将自动识别输入的检索要素类型，并自动完成检索式的构建，识别的类型包括号码类型（申请号、公开号）、日期类型（申请日、公开日）、分类号类型（IPC、ECLA、UC、FI \ FT）、申请人类型、发明人类型、文本类型 |
| 2 | 检索要素 | 选择该字段进行检索，系统将自动在标题、摘要、权利要求和分类号中进行检索 |
| 3 | 申请号 | 选择该字段进行检索，系统自动在申请号字段进行检索，该字段支持带校验位的申请号或者专利号进行检索。该字段支持模糊检索，并自动联想提示国别代码信息 |
| 4 | 公开（公告）号 | 选择该字段进行检索，系统自动在公开号字段进行检索，该字段支持模糊检索，并自动联想提示国别代码信息 |
| 5 | 申请（专利权）人 | 选择该字段进行检索，系统自动在申请人字段进行检索，该字段根据输入的关键词自动联想推荐申请量较高的相关申请人信息 |
| 6 | 发明人 | 选择该字段进行检索，系统自动在发明人字段进行检索，该字段根据输入的关键词自动联想推荐申请量较高的相关发明人信息 |
| 7 | 发明名称 | 选择该字段进行检索，系统自动在发明名称字段进行检索，该字段根据输入的关键词自动联想推荐相关的发明名称信息 |

（2）常规检索注意事项。

① 在"自动识别"中检索，如果多个关键词之间用空格分隔，系统按照多个关键词之间"AND"的关系进行检索。例如：输入"北京大学 清华大学"，系统自动按照"北京大学 AND 清华大学"的关系进行检索。

② 在"自动识别"中检索，支持最多输入 20 个检索词（包括日期、关键词、号码）。

③ 在"检索要素、申请号、公开（公告）号、申请（专利权）人、发明人、发明名称"中检索，如果多个关键词之间用空格分隔，系统按照多个关键词之间"OR"的关系进行检索。例如：输入"北京大学 清华大学"，系统自动按照"北京大学 OR 清华大学"的关系进行检索。

④ 如果对各个检索字段的检索规则不了解，可以选择相应的检索字段，然后将鼠标移动到检索式输入框中，系统自动显示该字段的检索式输入规则信息。

⑤ 为方便快速获取检索要素信息，系统在申请号、公开（公告）号、申请（专利权）人、发明人和发明名称中提供了"自动联想检索要素"的相关功能。例如：在"申请（专利权）人"字段中输入"北京大学"，系统自动联想提示包含"北京大学"的申请量较多的申请人名称。

2. 高级检索

高级检索主要根据收录数据范围提供了丰富的检索入口以及智能辅助的检索功能。用户可以根据自身的检索需求，在相应的检索表格项中输入相关的检索要素，并确定这些检索项目之间的逻辑运算，进而拼成检索式进行检索。

（1）检索表格项。为了保证检索的全面性，充分体现数据的特点，系统根据专利数据范围的不同提供了不同的检索表格项，包括申请号、申请日、公开（公告）号、公开（公告）日、发明名称、IPC 分类号、申请（专利权）人、发明人、优先权号、优先权日、摘要、权利要求、说明书、关键词、外观设计洛迦诺分类号、外观设计简要说明、申请（专利权）人所在国（省）、申请人地址、申请人邮编、PCT 进入国家阶段日期、PCT 国际申请号、PCT 国际申请日期、PCT 国际申请公开号、PCT 国际申请公开日期等。

（2）高级检索注意事项。

① 如果在"检索式编辑区"手动输入检索式信息，检索字段名称必须与系统提供的检索表格项名称一致，且所有运算符均为半角符号。

② 支持扩展检索的检索表格项包括申请号、公开（公告）号、发明名称、IPC 分类号、申请（专利权）人、发明人、摘要、权利要求、说明书、关键词等。

3. 药物检索

药物检索是基于药物专题库的检索，为从事医药化学领域研究的用户提供检索服务。用户可以使用此功能检索出西药化合物和中药方剂等多种药物专利。系统提供高级检索、方剂检索和结构式检索等检索模式，方便用户快速定位专利文献。

（1）高级检索：在药物检索页面，系统默认显示"高级检索"页面，或单击"高级检索"专题项切换。在对应输入框输入查询内容，或者在检索式编辑区编辑检索式，单击"检索"按钮执行检索操作并显示检索结果页面。

（2）方剂检索：在药物检索页面，单击"方剂检索"按钮，进入方剂检索功能。在对应输入框输入查询内容，或者在检索式编辑区编辑检索式，单击"检索"按钮执行检索操作并显示检索结果页面。在检索结果页面，用户可以进行显示设置操作过滤文献，或者使用详览功能。

（3）结构式检索：在药物检索页面，单击"结构式检索"按钮，进入结构式检索功能。结构式检索提供化合物化学结构绘制工具，帮助用户利用绘制的化学结构检索对应化合物的专利文献。

（4）药物检索辅助功能：包括西药辞典、中药辞典，用户可以通过查询关键词的方式获取药物登记号。

4. 导航检索

在首页面中，用户可以通过单击页面分类导航下面列出的 8 大部进入导航检索页面，或者通过"专利检索"下拉菜单中的"导航检索"按钮进入导航检索页面。

（三）检索结果的处理

1. 显示

（1）概要浏览。概要浏览是常规检索、表格检索等默认的检索结果的展现方式。通过某种检索方式检索之后，系统会按照默认配置以列表的方式展现检索结果信息。

（2）通过单击"详览"按钮，可进入详细浏览页面，这是一种全面浏览专利文献信息的浏览模式。在详细浏览页面中，用户可以查看文献的著录项目、全文文本以及全文图像信息。

2. 保存和打印

从文件菜单中选择"另存为"和"打印"命令可保存和打印所需的专利摘要。

中国国家知识
产权局专利检索
及分析系统
检索步骤

（四）检索举例

查找北京大学于 2001 年至 2010 年在中国申请的关于肉苁蓉的发明专利。检索步骤请扫描二维码查看。

## 三、 Derwent Innovations Index

（一）概况

1. Derwent Innovations Index 简介

德温特专利是英国德温特出版公司的出版物。德温特公司是英国一家专门经营专利情报的私营公司，创立于 1951 年，是世界上最大的专利文献出版公司。20 世纪 90 年代，德温特出版公司推出了德温特专利 Web 版——德温特创新索引（Derwent Innovations Index，

DII）。该库融合了德温特世界专利索引（Derwent World Patents Index，WPI）和德温特专利引文索引（Derwent Patents Citation Index，PCI）的内容，是收录国际专利信息最全的数据库。该数据库收录了包括化学、工程及电子方面的世界专利文献。Derwent Innovations Index属于文摘型数据库，它可在多种检索平台上利用，此处主要介绍美国科技信息所（ISI）Web of Science平台上的Derwent Innovations Index数据库检索方法。

数据库网址为：https：//www.webofscience.com/wos/diidw/basic-search。

2. Derwent Innovations Index的特点

（1）收录范围。DII收录来自全球40多个专利机构（涵盖100多个国家，包括中国的实用新型专利信息）的基本发明专利、专利情报；数据可回溯到1963年。DII按学科分为三个子数据库：Chemical Section（化学部分）、Electrical and Electronic Section（电子与电气部分）、Engineering Section（工程部分）。系统默认检索所有子数据库和全部时间范围（1963年至今）。

（2）专利全文。从DII可直接链接到Delphion知识产权网络，阅读并下载专利说明书的全文图像。单击记录中专利号旁的"原始"按钮，即可得到专利全文的PDF版。用户可浏览专利说明书全文的有美国专利（US）、世界专利（WO）、欧洲专利（EP）和德国专利（DE）。日本专利（JP）只能看到说明书的首页。Thomson Patents Store提供了全球的专利全文，辅之以DII专利家族的标引，基本上解决了专利全文的获取问题。

（3）专利家族。DII将在不同国家申请的同一发明专利合并成一条记录，包含了全球范围内所有同族专利的详细资料，从而揭示此项发明创造在全球的影响力，避免了研究人员检索专利后要重复阅读同一技术发明，节省了研发人员的宝贵时间。

（4）数据标引。DII独有的数据深加工标引字段，为研究人员提供了准确迅速的检索途径，如专利权人代码、德温特分类代码、德温特手工代码、化合物名称、被引专利检索等。

（5）信息加工。德温特各领域技术专家统一采用英语，根据专利全文内容，特别是权利要求项，用通用技术词汇重新改写标题和文摘。

（6）分析功能。DII强大的分析功能允许用户按照多种途径对记录进行分析，从不同角度分析技术发展的趋势、专利的分布、专利技术细节的分布等。

（二）检索方法与技巧

DII提供文献检索（Documents Search）、被引专利检索（Cited Patent Search）、高级检索（Advanced Search）和化合物检索（Compound Search）4种检索方式。DII首页如图6-2所示。

1. 文献检索

文献检索是最简单易用的检索方式，用户可以通过主题、标题、发明人、专利权人、专利号、国际专利分类、德温特分类代码、德温特手工代码、Derwent主入藏号等进行查询，如果知道产品的化学基本信息，还可以通过环系索引号、Derwent化合物号进行检索。

医学信息检索

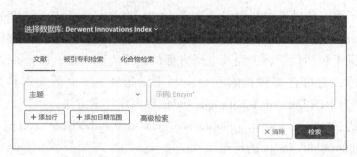

图 6-2　Derwent Innovations Index 首页

国际专利分类、德温特分类代码、德温特手工代码、专利权人字段后方标有" 从列表中选择"，发明人字段后方标有" 从索引中选择"，表明这些字段设置有辅助索引供查词检索。用户利用辅助索引可以查到规范的表达，便于准确、全面和高效率检索。

2. 被引专利检索

被引专利检索用来查询专利号码、发明人专利被引用的状况。用户可通过被引发明人、被引专利号、被引专利号-扩展以包括专利家族、被引专利权人、被引专利权人名称、被引专利权人代码、引用的 Derwent 主入藏号进行查询，输入检索条件后单击"检索"即可。

3. 高级检索

高级检索可以利用命令行输入方式完成较为复杂的检索需求，此种检索方式主要为专业用户设置。用户在相应位置输入字段标识与检索词，并以布尔逻辑运算符连接即可进行检索。系统在高级检索界面下方列出了可用的布尔逻辑运算符和字段标识供选择使用。

4. 化合物检索

化合物检索可以检索与化合物相关的专利文献。用户可以在文本字段中输入检索式检索，也可以在"化学结构详细信息"框中绘制化学结构进行检索，或者组配文本字段和化学结构检索。化学结构式检索需要预先安装 Accelrys JDraw 插件以绘制化学结构式。

（三）检索结果的处理

1. 显示

执行检索后，检索结果以题录列表的方式显示，如图 6-3 所示。检索结果列表的显示内容包括专利号、专利标题、专利权人、发明人、Derwent 主入藏号、施引专利数等。页面左上方显示检索式及命中结果数量。用户可通过左侧"精炼检索结果"对检索结果优化，通过页面右上方"分析检索结果"对检索结果进行分析。直接单击专利标题链接，系统可显示全记录格式。

2. 标记记录

在检索结果页面中，勾选需要的检索结果，然后单击"添加到标记结果列表"按钮，

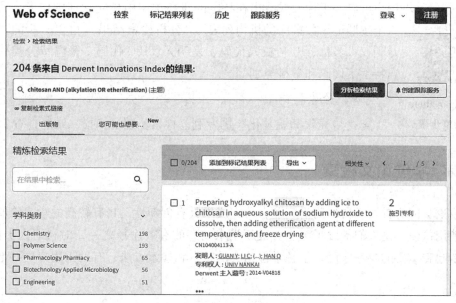

图 6-3　Derwent Innovations Index 检索结果页面

检索结果将记录添加到"标记结果列表"中；在全记录显示页面中，单击"添加到标记结果列表"按钮，检索结果可记录添加到"标记结果列表"中。用户最多可以将 50 000 条记录添加到"标记结果列表"中，以便今后从"标记结果列表"页面中打印、保存、通过电子邮件发送、订购或导出记录。"标记结果列表"的优点是可以从任何"检索结果"或"全记录"页面向该列表添加记录，然后统一执行输出操作。

3. 保存

在"检索结果""全记录"以及"标记结果列表"页面单击页面上方的"导出"按钮，可保存记录，一次最多可保存 500 条记录。

（1）选择要输出的各条记录。

（2）选择希望在记录输出中显示的数据。可选择保存"专利号、标题、专利权人和发明人""专利号、标题、专利权人发明人和摘要""完整记录"（包括"全记录"页面上的所有数据）。

（3）选择输出选项，如 EndNote Online、EndNote Desktop、纯文本文件、制表符分隔文件。

4. 检索历史

检索式按倒序数字顺序显示在检索历史表中，即最近创建的检索式显示在表顶部。在该页面单击检索结果数量链接可返回检索结果页面。

5. 分析

用户单击任意检索结果页面中的"分析检索结果"可跳转至"分析检索结果"页面。此功能可从各个字段中提取数据值，进而对结果集中的记录进行分组和排序。借助此功能，

用户可以基于检索式找出在特定的研究领域中最受欢迎的作者，或者生成一个按照记录数排序的机构列表。"分析检索结果"可以分析的内容包括专利权人名称、专利权人代码、发明人、IPC 代码、德温特分类代码、德温特手工代码和学科类别等。

Derwent Innovations
Index 检索步骤

（四）检索举例

查找"壳聚糖烷基化"的专利。检索步骤请扫描二维码查看。

# 第二节　学位论文检索

学位论文因为触及学科的前沿问题，研究成果具有创新性，具有较高的学术价值、情报价值和使用价值，是人们借以了解当代最新学术动态的有效途径之一，对科研人员的选题、知识更新起着重要的参考作用。了解学位论文的特点和检索方法，有助于用户更好地利用学位论文。

## 一、学位论文概述

学位论文是一类特殊文献，它的特殊性在于出版目的特殊、流通范围有限。学位论文是一种有重要参考价值的信息源，随着对科学技术和学位教育的重视，学位论文也越来越受到社会各界的关注。

（一）概念

学位论文是指完成一定学位必须撰写的论文，其格式等方面有严格要求，也是学术论文的一种形式。国家标准《学位论文编写规则》（GB/T 7713.1—2006）对学位论文的定义是：作者提交的用于其获得学位的文献。也有人将学位论文定义为：高等学校或研究机构的学生为取得学位，在导师指导下完成的科学研究、科学试验成果的书面报告。

从学位名称角度划分，学位论文有学士论文、硕士论文、博士论文。由于各国学位制度不同，因此学位名称也稍有差别，如美国和英国有三种，而日本只有硕士和博士两种。我国有学士、硕士和博士三种学位名称。自我国实行学位制度以来，学位论文越来越受到科技工作者的重视。

（二）特点

（1）学位论文理论性、系统性较强，阐述详细。

（2）具有新颖性和独创性。学位论文是经过一定范围审查的原始研究成果，学位论文层次不同，水平也参差不齐，层次越高，新颖性、独创性越强。硕士论文具有一定深度，或有独到见解；博士论文则体现了研究生在科学或专业技术上的创造性成果。有些论文后来成为公开发表的文章或专著的基础。一篇质量好的学位论文可能成为一种有价值的情报源，对科研、生产和教学工作有一定的参考价值。

（3）参考文献较多并且全面，有助于用户对相关文献进行追踪检索。

（4）学位论文数量较多，但收集和出版有限。

许多出版商能够收集到的学位论文非常有限，机构内部收集的学位论文，多数不对外出版发行，有的还有一定的保密性，所以收集起来比较困难，不便于交流和利用。

## 二、 中国博硕士学位论文全文数据库

### （一）概况

中国博硕士学位论文全文数据库依托中国知网，收录了 1984 年以来的博/硕士论文全文。该库内容覆盖基础科学、工程技术、农业、医学、哲学、人文、社会科学等各个领域，按学科领域分为 10 个专辑、168 个专题。

截至 2021 年年底，已收录来自全国 985、211 工程等重点高校以及中国科学院、社会科学院等 500 余家培养单位的 40 多万篇博士学位论文；以及来自 780 余家培养单位的 460 多万篇优秀硕士学位论文，其中含有重要特色学科如通信、军事学、中医药等专业的优秀硕士论文。

该库可通过中国知网（http：//www.cnki.net/）选择学位论文进行检索。

### （二）检索方法与技巧

用户可以通过文献检索、学位授予单位导航查找学位论文，可同时查找博硕士学位论文，也可以通过分别单击检索页面上方的"博士"和"硕士"单独查找博/硕士学位论文。

1. 文献检索

根据学位论文检索的需求，系统提供了基本检索、高级检索、专业检索、句子检索、一框式检索 5 种检索方式。

（1）基本检索。选择博硕士学位论文库，默认为主题字段检索，该字段内容包含一篇文章的所有主题特征，同时在检索过程中嵌入了专业词典、主题词表、中英对照词典、停用词表等工具，并采用关键词截断算法，将低相关或微相关文献进行截断。用户可通过下拉列表选择其他字段，包括篇关摘、关键词、题名、全文、作者、作者单位、导师、第一导师、学位授予单位、基金、摘要、目录、参考文献、中图分类号、学科专业名称、DOI 等。基本检索界面如图 6-4 所示。

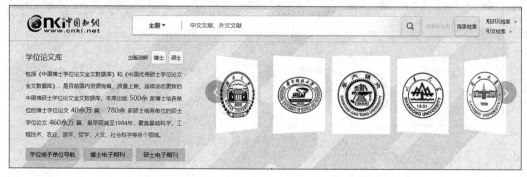

图 6-4 中国博硕士学位论文全文数据库基本检索界面

（2）高级检索。用户通过单击基本检索界面检索词输入框右侧的高级检索进入高级检索页面。高级检索提供多个检索词输入行和更多的检索限定条件，通过单击"＋""－"图标可添加和删除检索行，完成复杂的逻辑组配检索。用户可通过主题、篇关摘、题名、关键词、摘要、全文、作者、作者单位、导师、第一导师、学位授予单位、基金、目录、参考文献、中图分类号、DOI 及学科专业名称等字段的逻辑组配（AND、OR、NOT）进行检索。各个字段检索时支持精确与模糊两种匹配方式。此外用户还可以通过勾选学位年度和优秀论文级别限定检索结果。

（3）专业检索。专业检索是使用逻辑运算符和关键词构造复合逻辑式的检索方式。如果不清楚复合逻辑表达式的规则，页面右侧提供了"专业检索使用方法"，可查看详细信息。

（4）句子检索。句子检索是指在全文的同一段或同一句话中进行检索。同句包含 1 个断句标点，同段指 20 句之内。由于句子中包含了大量的事实信息，通过句子检索系统可以为用户提供有关事实的问题答案。用户可在每个检索项后输入检索词，不同检索行之间可以进行 3 种组合：AND、OR、NOT。

（5）一框式检索。一框式检索与基本检索相同。

2. 学位授予单位导航

根据学位论文的特点，在文献检索平台的基础上，系统还向用户提供了基于（博士/硕士/全部）学位授予单位分类检索的学位授予单位导航，并将学位授予单位导航细分为地域导航和学科专业导航，如图 6 - 5 所示。用户可在"学位授予单位名称"的检索框中直接输入单位名称进行检索，也可以单击页面左侧任何地区的名称，显示该地区下所有学位授予单位的名称，括号中的数字代表该地区下包括的学位授予单位的数量；或者通过单击页面左侧的学科专业导航，按照专业浏览论文。"全部单位"下拉列表框还提供了 985、211、教育部直属高校限定。

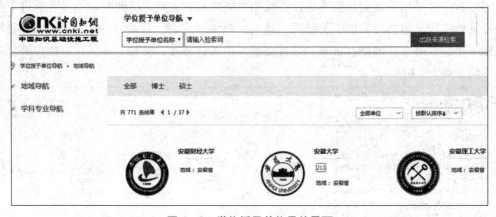

图 6 - 5 学位授予单位导航界面

（三）检索结果的处理

1. 结果显示

检索结果页面显示格式有列表和摘要，显示中文题名、作者、学位授予单位、学位授予年度字段，并给出被引、下载、阅读、收藏数量。默认按照出版时间进行排序，单击"排序"后的各个选项，可按照相关度、被引、下载、学位授予年度进行排序；单击题目进入详细格式界面后即可在线阅读学位论文全文。

2. 结果分析

用户在检索结果页面单击"导出与分析"中的"可视化分析"，可按主题、学位授予年度、基金、导师、学科专业、研究层次、学科分类、学位授予单位、关键词等字段分析检索结果趋势分布。

3. 结果保存

用户在检索结果页面通过勾选选中文献，单击页面上方的"批量下载""导出与分析"可保存和导出文献。单篇文献详细信息显示页面可以分页下载、分章下载、整本下载。

中国博硕士学位
论文全文数据库
检索步骤

（四）检索举例

检索 2010—2019 年，国家科技攻关计划资助的"结直肠癌"方面攻关项目的学位论文。检索步骤请扫描二维码查看。

## 三、中国学位论文全文数据库

（一）概况

中国学位论文全文数据库（China Dissertations Database）依托万方数据知识服务平台，主要收录了 1980 年至今我国高等院校、研究生院及研究院所发布的硕士、博士和博士后的数百万篇学位论文，年增 30 余万篇，涵盖基础科学、理学、工业技术、人文科学、社会科学、医药卫生、农业科学、交通运输、航空航天和环境科学等各学科领域。该数据库的网址为：http：//c. wanfangdata. com. cn/thesis。

（二）检索方法与技巧

中国学位论文全文数据库主要提供基本检索、高级检索、专业检索和作者发文检索 4 种检索方式。

1. 基本检索

数据库首页即基本检索界面。用户在检索框中可输入题名、作者、中图分类号、专业、关键词、摘要、导师、学位授予单位等进行检索。基本检索页面可以通过构建 PQ（PairQuery）检索式进行检索。每个 PQ 检索式由多个空格分隔的部分组成，每个部分称为一个 Pair，每个 Pair 由冒号分隔符"："分隔为左右两部分，"："左侧为限定的检索字段，右侧为要检索的词或短语。用户可以同时输入多个字段及检索词，多字段之间的空格默认为逻辑与的关系。

**2. 高级检索**

在检索信息中用户可选择主题、题名或关键词、题名、作者单位、作者、关键词、摘要、中图分类号、DOI、学位－专业、学位－学位授予单位、学位－导师、学位－学位等字段进行检索，其中主题字段为题名、关键词及摘要的复合字段。输入检索词后，用户可以选择"模糊"或"精确"匹配，各个字段之间可以选择与、或、非逻辑运算。用户可通过页面下方选择发表时间以及是否进行中英文扩展和主题词扩展。

**3. 专业检索**

在专业检索方式中，用户可通过查看"教你如何正确编写表达式"编制检索式，在检索框上方单击对应的可检字段选择所需字段，构建检索式时，用户还可以单击"推荐检索词"获得系统推荐的检索词。

**4. 作者发文检索**

用户可以输入作者姓名和作者单位等字段精确查找相关作者的学位论文，系统默认精确匹配，用户可自行选择精确匹配还是模糊匹配。同时，用户还可以通过单击输入框前的"＋"号增加检索字段。若某一行输入了作者或作者单位，下一行仅输入作者没有输入单位，则系统默认作者单位为上一行的作者单位。

**（三）检索结果的处理**

**1. 结果显示**

检索结果页面显示论文题目、作者、学位年度、学校名称、学位类别、关键词等字段。默认按照相关度进行排序，用户还可按照学位授予时间、被引频次、下载量进行排序。单击"获取范围"后的下拉按钮，系统还提供在有全文、原文传递范围显示检索结果。检索结果页面左侧提供了按照年份、学科分类、授予学位类别、语种、导师、授予单位浏览检索结果的限制条件。

单击文献题名链接，即可进入单篇文献详细信息显示页面。单击题名旁边的"M"图标，可查看该文献的万方指数（包括文摘阅读量、下载量、第三方链接量以及被引频次）。

**2. 结果分析**

单击检索结果页面上方的"结果分析"，系统可根据年份、作者、机构、学科、期刊、基金、资源类型、关键词等字段分析检索结果趋势分布。

**3. 结果保存**

在检索结果页面通过勾选选中文献，单击页面上方的"导出"可将文献导入参考文献管理软件或保存成文本格式。在单篇文献详细信息显示页面单击页面上方的"下载""在线阅读""收藏""导出"及"分享"可对当前结果执行对应操作。

**（四）检索举例**

查找 2010—2019 年撰写的有关趋化因子受体方面的学位论文。检索步骤请扫描二维码查看。

中国学位论文
全文数据库
检索步骤

## 四、ProQuest 学位论文全文检索平台

### (一) 概况

ProQuest 学位论文全文检索平台是美国 ProQuest Information and Learning 公司出版的世界著名学位论文数据库。ProQuest 学位论文全文检索平台是当前国内唯一提供全球高质量学位论文全文的数据库，主要收录了来自欧美国家 2 000 余所知名大学的优秀博硕士论文，目前中国集团可以共享的论文约 76 万篇，涉及文、理、工、农、医等多个领域。ProQuest 学位论文全文检索平台是学术研究中十分重要的信息资源，对于研究和更新世界最新科学前沿有着不可替代的作用。ProQuest 学位论文全文检索平台在国内设有 CALIS 镜像站（北大图书馆）、中国科学技术信息研究所和上海交大图书馆三大镜像站点。数据库网址为：http：//www. pqdtcn. com/，数据库首页如图 6 - 6 所示。

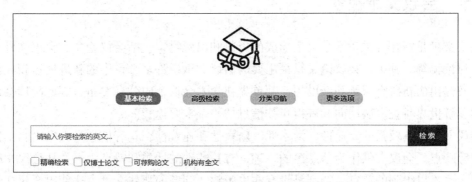

**图 6 - 6 ProQuest 学位论文全文检索平台首页**

### (二) 检索方法与技巧

ProQuest 学位论文全文检索平台主要提供基本检索、高级检索、分类导航 3 种检索方式。

1. 基本检索

平台首页即基本检索页面，提供有一个检索行，输入的检索词默认在所有字段中检索，并可限制精确检索、仅博士论文、可荐购论文、机构有全文。

2. 高级检索

高级检索提供多个检索行，通过单击"＋添加行"可增加检索行，用户也可限制检索词出现在所有字段、标题、摘要、作者、导师、学校/机构、学科、ISBN、FullText、论文编号等字段中。字段之间的逻辑组配关系为 AND 和 OR。

页面下方可限制出版日期、稿件类型、论文全文和精确检索，用户可按照相关性或发表年度排序结果，以及设置每页显示条数。

3. 分类导航

在分类导航中，用户可按主题分类和按学校分类进行浏览查询。类目分一级类目和二级类目，选中类目后单击检索即可得到检索结果。

### （三）检索结果的处理

在检索结果页面左侧，用户可通过全文文献、发表年度、学科、学校/机构、语言收窄检索结果。单击论文标题或者论文下方的"查看详情"可查看论文详细信息，单击"查看PDF"可打开论文PDF全文，单击"摘要"可在检索结果页面显示摘要信息，单击"引文导出"可导出结果至参考文献管理软件，单击"@电子邮件"可发送结果至电子邮箱。

**ProQuest学位论文全文检索平台检索步骤**

### （四）检索举例

检索斯坦福大学于2010—2019年授予的有关阿尔茨海默病研究的学位论文。检索步骤请扫描二维码查看。

# 第三节　会议文献检索

会议文献是指在各类学术会议上形成的资料和出版物，包括会议论文、会议文件、会议报告、讨论稿等。其中，会议论文是最主要的会议文献，许多学科中的新进展、新成就、新发现以及提出的新研究课题和新设想，都首先在学术会议上向公众发布，因此阅读会议文献已成为了解世界科技发展动向和获得科技信息的一个重要途径。

会议文献具有较强的专业性、学术性、新颖性和连续性，具有信息量大，内容丰富，涉及面宽等特点。会议文献作为信息源的一种，有其特殊的性质和特点，人们从会议文献中常可获得一些难以得到的信息，特别是没有在出版物上刊登的那些文献。这使得会议文献本身具有不容忽视的重要性。

## 一、会议文献概述

1. 会议文献的功能

会议文献作为众多信息源的一种，与其他文献资料不同，不仅在于它的出版形式特殊，内容特别，还在于它具有独特的功能。

（1）信息库的功能。由于科学技术迅猛发展，学科越分越细，分支学科、边缘学科层出不穷，因而学科之间的交叉渗透也更为显著。一项新技术、新发明、新理论同时涉及许多学科的内容。据统计，一种专业的科技文献，在本专业杂志上发表的数量只占50%。因此，会议文献的功能便更加突出，它能向用户提供优化的信息。

（2）导向功能。各种学术会议，尤其是定期召开的各种国内、国际会议，一般都是国内外的权威专家们云集，他们提交的论文都具有不可比拟的指导性。会议信息的内容代表着目前该领域的最高水平和最新动态。通过会议的交流，用户可以预测今后的发展趋势，可以明确国内外众望所归的发展方向。因此，会议文献具有指引该研究领域的方向、预测未来的导向作用。

（3）综合功能。会议文献是在博采众多理论、技术之后，报道现有的理论、技术发展水平，因此它具有综合的功能。这种综合性的专业会议文献，使用户在浏览一篇文献时，可兼顾相关的学科技术。

2. 会议文献的类型

学术会议按规模分为国际性会议、全国性会议、地区性会议和基层会议。与这 4 种会议相应的文献类型就有国际性会议文献、全国性会议文献、地区性会议文献和基层会议文献。会议文献按产生的过程可分为：

（1）会前文献。会前文献是会议进行之前印发给与会者的论文或摘要，由会议主办单位整理编辑出版。其主要包括通知书、会议日程安排、供交流的论文手稿和论文摘要等。

（2）会中文献。会中文献主要有会议的开幕词、讲话稿、报告、讨论记录、会议决议、备忘录、闭幕词，有时还有课题计划书、项目合作协议书等。

（3）会后文献。会后文献主要有会议纪要、会议论文集、会议论文汇编、会议记录、会议报告、会议文集、会议出版物等。

通常会议文献的出版形式有以下几种：

（1）图书。多数会议文献以会议名称、届次和会议录作为书名，并按会议届次编号，定期或不定期出版。

（2）期刊。会议文献约有 40% 刊载在学会、协会主办的期刊上，其中有的定期在期刊上发表，有的作为期刊的一个专集或补篇出版。

（3）科技报告。有些会议文献被编入科技报告。

（4）视听资料。有些会议记录或会议中的实况被录音、摄像等记录下来，或者制作成光盘形式出版。

## 二、 中国学术会议文献数据库

（一）概况

中国学术会议文献数据库（China Conference Proceedings Database）的会议资源包括中文会议文献和外文会议文献，中文会议文献收录始于 1982 年，年收集约 3 000 个重要学术会议，年增 20 万篇论文，每月更新。外文会议文献主要来源于 NSTL 外文文献数据库，收录了1985 年以来世界各主要学协会、出版机构出版的学术会议论文共计 766 万篇全文（部分文献有少量回溯），每年增加论文约 20 余万篇，每月更新。数据库网址为：http：//c. wanfangdata. com. cn/conference。

（二）检索方法与技巧

1. 基本检索

数据库首页即基本检索界面。用户在检索框中可输入题名、作者、作者单位、关键词、摘要、会议名称、主办单位等进行检索。更多检索方法参见本章第二节中国学位论文全文数据库的相关内容，不再赘述。

2. 高级检索

在检索信息中可选择主题、题名或关键词、题名、第一作者、作者单位、作者、关键词、摘要、中图分类号、DOI、会议－会议名称、会议－主办单位等字段进行检索，其中主题字段为题名、关键词及摘要的复合字段。输入检索词后，可以选择"模糊"或"精确"匹配，各个字段之间可以选择与、或、非逻辑运算。页面下方可以选择发表时间以及是否进行中英文扩展和主题词扩展。

3. 专业检索

具体检索方法参见本章第二节中国学位论文全文数据库的相关内容，不再赘述。

4. 作者发文检索

可以输入作者姓名和作者单位等字段来精确查找相关作者的会议论文，系统默认精确匹配，可自行选择精确还是模糊匹配。同时，可以通过单击输入框前的"＋"号增加检索字段。若某一行输入了作者和作者单位（会议－主办单位），下一行仅输入作者没有输入单位，则系统默认作者单位为上一行的作者单位（会议－主办单位）。

（三）检索结果的处理

具体操作方法参见本章第二节中国学位论文全文数据库的相关内容，不再赘述。

中国学术会议
文献数据库
检索步骤

（四）检索举例

检索循证医学与医院管理方面的会议文献。检索步骤请扫描二维码查看。

## 三、《国内外重要会议论文全文数据库》

（一）概况

《国内外重要会议论文全文数据库》的文献是由国内外会议主办单位或论文汇编单位书面授权并推荐出版的重要会议论文，由《中国学术期刊（光盘版）》电子杂志社有限公司编辑出版的国家级连续电子出版物专辑。重点收录 1999 年以来，中国科协系统及国家二级以上的学会、协会，高校、科研院所，政府机关举办的重要会议以及在国内召开的国际会议上发表的文献。其中，国际会议文献占全部文献的 20% 以上，全国性会议文献超过总量的 70%，部分重点会议文献回溯至 1953 年。截至 2021 年，其已收录出版国内外学术会议论文集 4 万本，累计文献总量 340 万篇。

该库可通过中国知网（http：//www.cnki.net/）选择会议论文进行检索。

（二）检索方法与技巧

用户可以通过文献检索、会议导航查找会议论文。

1. 文献检索

系统提供有基本检索、高级检索、专业检索、作者发文检索、句子检索、一框式检索 6 种检索方式。

（1）基本检索。选择会议论文全文数据库，默认为主题字段检索，该字段内容包含一篇文章的所有主题特征，同时在检索过程中嵌入了专业词典、主题词表、中英对照词典、停用词表等工具，并采用关键词截断算法，将低相关或微相关文献进行截断。用户可通过下拉列表选择其他字段，包括篇关摘、关键词、篇名、摘要、全文、作者、单位、会议名称、主办单位、基金、小标题、参考文献、论文集名称、中图分类号以及 DOI 等。

（2）高级检索。高级检索提供多个检索词输入行和更多的检索限定条件，用户通过单击"＋""－"图标可添加和删除检索行，完成复杂的逻辑组配检索。用户可通过主题、篇关摘、篇名、关键词、摘要、全文、参考文献、小标题、作者、第一作者、作者单位、会议名称、基金、中图分类号、论文集名称、DOI 等字段的逻辑组配（AND、OR、NOT）进行检索。各个字段检索时支持精确与模糊两种匹配方式。此外用户还可以通过输入会议时间，或者通过勾选报告级别、论文集类型和语种限定检索结果。

（3）专业检索。专业检索是使用逻辑运算符和关键词构造复合逻辑表达式的检索方式。如果用户不清楚复合逻辑表达式的规则，可查看"专业检索使用方法"获取相关信息。

（4）作者发文检索。作者发文检索提供作者、第一作者和作者单位字段检索特定作者的会议论文。

（5）句子检索。句子检索的具体操作方法参见本章第二节中国博硕士学位论文全文数据库的相关内容，不再赘述。

（6）一框式检索。一框式检索与基本检索相同。

2. 会议导航

根据会议论文的特点，在文献检索平台的基础上，系统还向用户提供了基于国内/国际/全部/视频集的会议分类导航，并将会议导航细分为论文集、主办单位和会议名称导航（见图 6-7）。用户可在页面最上方选择输入论文集名称、会议名称、主办单位和网络出版投稿人检索会议，也可以单击页面左侧论文集的学科导航、行业导航和党政导航，会议名称的学科导航、行业导航和党政导航，以及主办单位的行业组织、单位性质和党政组织导航，显示各分类导航下的会议论文集/视频集/资料汇编；括号中的数字代表该分类导航下包括的论文集/资料汇编数量。

（三）检索结果的处理

具体操作方法参见本章第二节中国博硕士学位论文全文数据库的相关内容，不再赘述。

（四）检索举例

检索中华医学会召开的全国性会议中有关胚胎移植的会议论文。检索步骤请扫描二维码查看。

中国知网会议
检索步骤

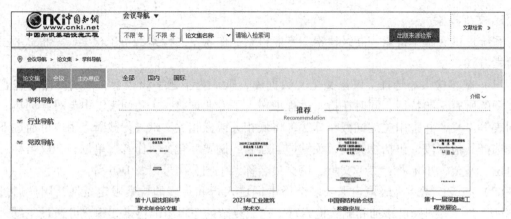

图 6 - 7　会议导航界面

# 四、 Conference Proceedings Citation Index

（一）概况

Conference Proceedings Citation Index 是美国科学信息研究所（ISI）开发的综合性会议录文献数据库，该库包括 Science 和 Social Sciences & Humanities 两个子库，收录了 1990 年至今多种学科中有关重要会议、讨论会、研讨会、学术会、专题学术讨论会和大型会议的出版文献。其涵盖了数百个学科，超过数十万篇由期刊和书籍收录的有关科学、社会科学和人文的文献。使用该库的用户可以跟踪特定学科领域内的新概念和新研究。目前，该库已整合到 Web of Science 数据库平台（http://webofknowledge.com/WOS），但可以单独选择会议数据库进行检索。

（二）检索方法与技巧

该系统主要包括文献检索、被引参考文献检索、作者检索、化学结构检索和高级检索 5 种检索方式。具体检索操作方法参见第三章第五节的相关内容，不再赘述。

（三）检索结果的处理

具体操作方法参见第三章第五节的相关内容，不再赘述。

Conference Proceedings Citation Index 检索步骤

（四）检索举例

检索 2019 年召开的有关肺结核会议的文献。检索步骤请扫描二维码查看。

本章小结

在线题库

思考题

# 参考文献

[1] 许征尼. 信息素养与信息检索. 合肥: 中国科学技术大学出版社, 2010.

[2] 朱甜. 美国《高等教育信息素养框架》探析. 新世纪图书馆, 2016 (12): 75-78.

[3] 谢志耘. 医学文献检索 (国家医学电子书包). 北京: 人民军医出版社, 2016.

[4] 谢志耘. 医学文献检索. 2版. 北京: 北京大学医学出版社, 2010.

[5] 谢志耘. 医学文献检索. 2版. 北京: 中央广播电视大学出版社, 2010.

[6] 谢志耘. 药学信息检索. 北京: 国家开放大学出版社, 2018.

[7] 黄晴珊. 全媒体时代的医学信息素养与信息检索. 广州: 中山大学出版社, 2014.

[8] 李晓玲, 符礼平. 医学信息检索与利用. 5版. 上海: 复旦大学出版社, 2014.

[9] 余致力. 医药信息检索技术与资源应用. 南京: 南京大学出版社, 2009.

[10] 笪佐领, 沈逸君. 网络信息检索实用教程. 南京: 南京大学出版社, 2016.

[11] 何晓萍. 文献信息检索理论、方法和案例分析. 北京: 机械工业出版社, 2014.

[12] 伍雪梅. 信息检索与利用教程. 2版. 北京: 清华大学出版社, 2014.

[13] 袁朝晖, 田兰兰, 马艳平. 文献信息检索与利用. 成都: 电子科技大学出版社, 2018.

[14] 王春生. 美国ACRL《高等教育信息素养框架》简析. 信息管理与信息学, 2016 (4): 43-47.

[15] 杜鹃. 国内外信息素养评估标准评介. 河北旅游职业学院学报, 2009, 14 (3): 7-10.

[16] 陈红勤, 梁平, 杨慕莲. 医学信息检索与利用. 武汉: 华中科技大学出版社, 2014.

[17] 程娟. 信息检索. 2版. 天津: 天津大学出版社, 2014.

[18] 边淑莉, 孔丹, 任党利. 基于用户体验的高校图书馆空间资源使用诉求调查与分析——以西安建筑科技大学图书馆为例. 内蒙古科技与经济, 2020 (1): 146-148.

[19] 夏建群. 高校图书馆创客空间良性发展对策研究. 市场论坛, 2020 (6): 86-90.

[20] 董素音, 王丽敏. 图书馆基础资源建设. 北京: 海洋出版社, 2013.

[21] 高桂英, 黄涛, 聂华. 图书馆自助服务的个性化应用——北京大学图书馆的实践与经验. 大学图书馆学报, 2011 (4): 77-80, 121.

[22] 符静. 高校图书馆学科评价探索——以南京财经大学为例. 内蒙古科技与经济, 2020 (10): 120-122.

[23] 李峰. 图书馆如何开展学科竞争力评价——由《英国科研表现之国际比较》报告

得到的启示.大学图书馆学报,2015(2):72-76.

[24] 张旭,杨朝峰.基于双边市场模型的开放获取期刊与传统期刊竞争分析.图书情报工作,2011,55(20):144-148.

[25] HARLE R. Open Access by Peter Suber. Cambridge:MIT Press,2012.

[26] 赵艳枝,龚晓林.从开放获取到开放科学:概念、关系、壁垒及对策.图书馆学研究,2016(5):2-6.

[27] 徐静,张晓文,张甦源.国外OA医学信息资源及其获取方式.中华医学图书情报杂志,2013,22(7):40-41,58.

[28] 郭淑艳.基于开放获取的机构知识库的研究.长春:东北师范大学,2006.

[29] 唐耕砚.国外预印本平台建设的历程、特点及启示.中国出版史研究,2021(03):144-155.

[30] 师俏梅,李晶,谭英.面向服务的高校机构知识库研究与实践.数字图书馆论坛,2017(3):54-59.

[31] 秦文珍,肖琼.生物医学预印本的现状与发展趋势.情报探索,2014(6):84-87.

[32] KIRKHAM J J, PENFOLD N C, MURPHY F, et al. Systematic examination of preprint platforms for use in the medical and biomedical sciences setting. BMJ Open,2020:1-8.

[33] 渠竞帆.学术出版商推动OA再提速.中国出版传媒商报,2021-08-10(007).